全国中医药行业高等教育"十三五"创新教材

推拿古籍选读

（供针灸推拿学、中医学、中医康复学、中医骨伤科学等专业使用）

主　审　严隽陶

主　编　赵　毅

U0346055

中国中医药出版社

·北　京·

图书在版编目（CIP）数据

推拿古籍选读/赵毅主编．—北京：中国中医药出版社，2019.9
全国中医药行业高等教育"十三五"创新教材
ISBN 978 – 7 – 5132 – 5644 – 5

Ⅰ．①推…　Ⅱ．①赵…　Ⅲ．①推拿—古籍—中医学院—教材　Ⅳ．①R244.1

中国版本图书馆 CIP 数据核字（2019）第 147999 号

中国中医药出版社出版

北京经济技术开发区科创十三街 31 号院二区 8 号楼
邮政编码　100176
传真　010 – 64405750
山东百润本色印刷有限公司印刷
各地新华书店经销

开本 787×1092　1/16　印张 10　字数 208 千字
2019 年 9 月第 1 版　2019 年 9 月第 1 次印刷
书号　ISBN 978 – 7 – 5132 – 5644 – 5

定价　38.00 元
网址　www.cptcm.com

社 长 热 线　010 – 64405720
购 书 热 线　010 – 89535836
维 权 打 假　010 – 64405753

微信服务号　zgzyycbs
微商城网址　https：//kdt.im/LIdUGr
官 方 微 博　http：//e.weibo.com/cptcm
天猫旗舰店网址　https：//zgzyycbs.tmall.com

全国中医药行业高等教育"十三五"创新教材

《推拿古籍选读》编委会

王晓东（浙江中医药大学）

姚　斐（上海中医药大学）

毛树文（山东中医药大学）

陈红亮（河南中医药大学）

编写说明

本教材是全国中医药行业高等教育"十三五"创新教材。由上海中医药大学、南京中医药大学、南方医科大学、云南中医药大学、河北中医学院等17所中医药院校的资深专家集体编写而成。

上海中医药大学（原上海中医学院）于20世纪80年代率先在中医药院校推拿专业开设了推拿文献课程，30多年来，授课讲义从《推拿古代文献和学术流派》《推拿古代文献》到《推拿古代文献讲义》，不断积累和完善。本书的框架结构和很多文献研究成果正是建立在上海中医药大学30多年授课基础之上。说"三十年磨一剑"，一点也不为过。

继上海中医药大学开设推拿文献课程后，南京中医药大学、成都中医药大学等中医院校推拿学专业或针灸推拿学专业，也相继开设《推拿论著选》《推拿医籍选》等课程。有些中医院校还将推拿古代文献类课程列入研究生课程。

自2012年本教材在中国中医药出版社通过立项并召开第一次编委会以来，编写工作已经走过了7个年头。反复修改，不断充实，是为了打造精品，宁慢不滥。

推拿古代文献课程对推拿学科的重要性不言而喻。我们希望通过这本教材，反映推拿学科古代文献研究几十年学术积淀和最新进展，还原中国古代推拿的历史原貌，了解主要的推拿古籍及其基本学术观点、推拿作用和治则特点、历代推拿手法的特色和演进、推拿疾病谱的变化、小儿推拿的特色、保健按摩和自我养生按摩的精华。

本教材共分十章。绪论讲述了推拿古代文献的特点和学习方法。第一章推拿古籍概况，介绍了推拿古代文献的源流，及明清至民国现存54种推拿专著和 18 种推拿相关医籍提要。第二章到第九章为推拿古籍分类选读。第二章推拿通论，包括有关推拿的名称、源流、手法诊断与定穴、推拿器具、推拿练功的古籍选读。第三章到第五章，摘选有关推拿作用、治法及推拿手法和膏摩的推拿古籍内容。第六章推拿治疗，摘选有关骨伤科疾病和内、妇、杂病的推拿古籍内容。第七章专选小儿推拿相关古籍内容。第八章为自我按摩与保健按摩文献选读。第九章为推拿类医案医话。

教材的绪论由赵毅、陆萍编写；第一章由赵毅、陆萍编写；第二章由黄泳、李冬梅、樊云、王晓东、张欣编写；第三章由黄泳、薛卫国编写；第四章由李进龙、彭亮、王继红编写；第五章由黄泳、毛树文编写；第六章由李进龙、陈红亮、刘俊昌、姚斐编写；第七章由顾一煌、刘元华、彭进编写；第八章由顾一煌、吉传旺、彭科志编写；第九章由顾一煌、白良川编写。全书由赵毅和陆萍统稿。

本教材主要供高等中医院校的针灸推拿学专业本科生选修，也可供中医学、中医骨伤科学、中医康复学、康复医学等专业的本、专科学生使用。本书也可作为针灸推拿学专业硕士研究生的参考教材。

由于各中医院校针灸推拿学专业或相关专业的课程设置和课时数不尽相同，任课教师可以选择性地授课，或指导学生课外阅读，或自习本书的有关章节。

如果读者能从本书中得到启迪，激发灵感，而应用于推拿临床和学术研究，我们将不胜欣慰。

鉴于文献整理研究不断深入，本书所存在的错误和缺漏之处也请读者们不吝指正，以便再版时进一步修订和完善。

编 者
2019 年 5 月

目 录

绪　论 ▷▷▷▷

一、推拿古代文献的特点

（一）历史悠久

中华文明的文字记载从甲骨文始。19 世纪末考古发现的甲骨文中已经有了关于按摩的记载。可见，按摩（推拿）疗法是最古老的医疗方法之一。

（二）早期专著散佚

由于种种原因，明代以前的推拿（按摩）专著已基本散佚。如《汉书·艺文志》记载的《黄帝岐伯按摩》、《宋史·艺文志》记载的《按摩法》《按摩要法》均已失传。

（三）散见于其他古籍

《黄帝内经》《肘后备急方》《备急千金要方》《千金翼方》《外台秘要》《圣济总录》《医宗金鉴》等古代医学著作，零星地保存了一些有关按摩（推拿）的记载。

除了医学著作以外，《史记》等史书，《道藏》等道家养生著作，《小知录》等明清笔记，《红楼梦》《聊斋志异》《金瓶梅》等明清小说，也发现有按摩（推拿）文献或相关资料。

（四）明清时期以小儿推拿著作多见

现存推拿古籍大多是明清和民国时期的著作，且主要是小儿推拿著作。

（五）与推拿流派密切相关

1. 古人认为"文"指典籍，"献"指贤人。推拿文献与推拿人物，尤其是流传有序的推拿流派关系密切。推拿流派是活的推拿文献。

2. 不少推拿流派内部流传着一些未正式出版的推拿秘本、抄本。如一指禅推拿流派有《一指定禅》《黄氏医话》《一指禅推拿说明书》，脏腑推拿流派有《按摩经》《推按精义》，小儿推拿流派也有不少秘诀抄本，武功推拿流派更有大量点打推拿秘谱等。

3. 很多推拿流派往往还有大量不立文字的手法、技法，靠口传心授，师徒传承。

在国家日益重视推拿类非物质文化遗产的保护、传承的今天，与推拿流派相关的文献资料尤其值得关注。

二、学习目的

（一）理清推拿发展的脉络

文以载道，中国推拿发展的历史借助文献记载得以传世。通过学习推拿古代文献，我们可以理清中国推拿学术的发展脉络。如按摩与推拿的演变、各个时期推拿手法特点和治疗范围、小儿推拿的源流、膏摩的发展、古代推拿器械的特点等。

（二）了解传统学术观点

通过学习推拿古代文献，我们可以了解中国推拿的传统学术观点。如推拿治病的机理（温经散寒，正合骨缝，气血流通即是补）、推拿治未病的理论、手法补泻、推拿练功，等等。

（三）继承古代推拿的精华

推拿是中国医学体系中历史最为悠久的学科。与国外的手法医学相比，有很多独特的理论和方法，值得我们去研究和提炼。如膏摩、手法诊断、自我养生按摩、手法与导引相结合等。

（四）指导推拿的现代研究

推拿的现代研究（包括实验研究和临床研究）有很多途径，其中借助古代文献以启发思路、开阔视野，就是一条捷径。如有人从《素问·举痛论》中得到启发，发掘出了推拿治疗高原缺血性心肌缺氧，进而尝试治疗冠心病，取得了可喜的科研成果，突破了推拿治疗心脏病的禁区。古代文献中记载的大量膏摩方等，都可供现代推拿研究者借鉴。

三、学好推拿古代文献的必要条件

通过先修课程或自修，具备一定的中医学和推拿专业知识及古籍阅读能力，以及相关的文史哲知识和文献学基础，将有助于更好地学习推拿古代文献。

（一）掌握中医学和推拿专业知识

高等中医药院校针灸推拿专业本科培养的是高级针灸推拿人才，有别于中专、卫校的推拿班和其他中、低级保健按摩普及班的培养目标。《推拿古籍选读》是针灸推拿专业高年级的专业课程。只有掌握了前期的推拿手法技能和一定的中医学、推拿学临床知识，才能更好地理解推拿古代文献。

（二）具备相关专业知识

学好推拿古代文献应具备一定的古汉语水平，如标点、断句、修辞、避讳等，能识别繁体字、异体字，能够借助工具书比较顺利地阅读古代医籍。

还应了解相关的文史哲等知识，包括历史朝代、古代职官、医政制度、考古知识、天文地理常识等。

最好还要具备一定的目录、校勘、版本等文献学知识，尤其应该学会现代和古代文献的检索方法，才能真正将推拿古代文献为我所用，或者进一步从事推拿古籍的文献研究。

四、学习方法

《推拿古籍选读》是有一定深度和难度的专业课程。对于怎样学好推拿古籍，我们提出如下建议。

1. 了解历史，理清脉络

通过学习本书第一章第二、三节，大致了解中国推拿早期的发展简史，有助于理解推拿文献的时代背景，并纵向了解推拿学术的发展脉络。

2. 通过目录，把握重点

通过学习第一章第四节，对现存主要推拿古籍有一个概括性了解，并把这一章作为学习推拿古籍的目录学工具来使用，有助于把握住推拿古籍的重点，并有助于选择好的版本。再进一步，应该学会查阅《中国中医古籍总目》等中医目录学工具。

3. 借助注释，读懂原文

借助注释是读懂原文的最基本手段。本书第二章到第九章所列的推拿古籍节选，对大多数难懂或特殊的原文词语都作了注释。

4. 查阅辞典，网络检索

对于未注释的文辞，或有其他不懂或有疑问的词句，要养成查阅《辞源》《辞海》《古代汉语辞典》等工具书的习惯，千万不要望文生义、想当然。现在很多工具书都有电子版或网络版了，像《汉典》之类的在线汉语辞典检索非常方便。

5. 选择主题，兴趣切入

本书第二章到第九章将大量推拿古代文献分门别类做了整理。读者可以对自己感兴趣的主题，选择性地重点阅读。比如有武术基础的学生，可能对推拿练功的文献有兴趣。从一两个感兴趣的点切入，再慢慢地扩展或深入，也是一种有效的学习方法。

6. 创新思维，探究未知

可以借助教材或授课提供的线索，进一步思考和研究相关主题，深入进去或发散开来，形成自己的研究方向。这是一种创造性的学习方法。曾有学生通过学习本课程确立了研究课题，发表了自己的研究成果。

7. 独立思考，批判取舍

古人并非都正确，教材并非绝对权威。对于本书收入的推拿文献原文及编者的评论，都可以问一个为什么。独立思考，互动讨论，决定取舍，批判扬弃，千万不可唯书是从，或人云亦云。

8. 阅读原著，拓宽视野

教科书毕竟是别人多次加工的产品，并不能原汁原味地呈现原著的原意。如果能够通过学习本教材，循序渐进过渡到阅读原著，才能真正理解古籍的原意，也一定会对推拿古代文献有全新的感受。

9. 寻师访道，讨教名医

通过对推拿古籍的初步了解，还可以选择感兴趣的主题，去拜访名师、名医，考察推拿流派，学习"活的文献"。古人读万卷书，还要行万里路。寻师访道，是一种理论联系实际的学习方法。

10. 撰写论文，总结成果

课程结束时，还可以认真总结学习体会，尝试创作文献研究性论文。写出一篇好的课程论文，不仅是对本课程学习的全面总结，也是对写作者素质的系统考核。涉及版本目录知识、文献检索能力、论文写作水平等。对写作者的锻炼价值，绝不亚于听课本身。一些学生的课程论文成了后来毕业论文的雏形，甚至正式发表于专业期刊杂志。

第一章　推拿古籍概况 ▷▷▷▷

【导　学】

　　学习推拿古代文献，应该首先了解推拿古代文献的历史背景和发展源流。

　　由于早于明代的推拿专著几乎失传，本章介绍的早期推拿文献都是从其他医籍和相关古籍中搜集来的。

　　殷商时期到唐宋时期中国推拿文献的学习重点是甲骨文中的推拿文献、《引书》《黄帝内经》《肘后备急方》《备急千金要方》和《千金翼方》《圣济总录》中的相关论述。

　　现存推拿古籍中，为数不多的明代推拿专著和相关医籍是本章的学习重点，其余的古籍可作一般了解。

第一节　推拿文献及其载体

一、文献释义

　　"文献"一词，出自《论语·八佾①》："子曰：夏②礼③吾能言之，杞④不足徵⑤也；殷⑥礼吾能言之，宋⑦不足徵也。文献⑧不足故也。足则吾能徵之矣。"

　　推拿古代文献，是指民国以前的文献。

---

　　① 佾：舞列。八佾，天子专用的舞列。《左传》杜预注："天子用八，八八六十四人；诸侯用六，六六三十六人；大夫用四，四四十六人；士二，二二四人。"

　　② 夏：夏朝，约公元前 21 世纪—约前 16 世纪初。

　　③ 礼：规定社会行为的法则、规范仪式的总称。

　　④ 杞：周朝国名。相传周武王封夏禹后人东楼公于杞。后为楚王所灭。地在今河南杞县。

　　⑤ 徵：证明，证验。

　　⑥ 殷：约公元前 14 世纪—前 1046 年，是商朝迁都于殷（以今河南安阳市小屯村为中心）后改用的国号。商朝又被后世称为"殷"或"殷商"。

　　⑦ 宋：周朝国名。周武王灭商，封商纣王子武庚于旧都（在今河南省商丘县一带）。周成王时，武庚叛乱，其地封于纣之庶兄，为宋国。春秋时为十二诸侯之一，至战国为齐所灭。

　　⑧ 文献：文，指有关典章制度的文字资料。献，指多闻熟悉掌故的人（贤才）。文献今不再分释，而指"有历史价值的图书文物"（《辞海》）。朱熹注："文，典籍也。献，贤也。"

二、推拿文献的载体

人类有了推拿医疗实践，有了对推拿医疗活动的总结，才有了推拿文献。而推拿文献，必须借助与历史发展相应的文献载体，才能传世。推拿古代文献与文献的早期存储介质（载体）有关，包括：

1. 甲骨　甲是乌龟、甲鱼的腹甲和背壳；骨是牛羊的肩胛骨，也包括少量肋骨。

2. 金石　如青铜器、石碑、石板、石鼓。

3. 竹木　有竹简、木牍。

4. 帛书　有缣（jiān，细绢）、帛（素、绡、绢等丝织物的总称）。

5. 纸张　西汉中期就有了植物纤维纸。1973 年居延出土了西汉麻纸残片。

现代的文献介质更为丰富，存储的信息量更大，包括照片、音像制品、缩微胶卷、磁盘、优盘、光盘、硬盘、数码录像带、SD 卡、蓝光光盘等。

第二节　先秦和秦汉时期的推拿文献

一、殷商时期的推拿文献

1. 甲骨文中的推拿代表文字　先秦（前 21 世纪—前 221 年）是指秦朝建立之前的夏、商（殷商）、西周、春秋、战国这几个时期。根据现存的史料，最早的推拿文献记载于甲骨文。

殷商是我国第一个有文字可考的朝代。其文字因刻在龟甲兽骨上而得以传世，称"甲骨文"。1899 年，在河南省安阳市西北郊发掘出大量刻有文字的甲骨，陆续出土 10 万片以上，大都为盘庚迁殷至纣王止的王室遗物。1977 年在陕西岐山县也发现西周早期龟甲文字。目前确定的甲骨文字已超出 4500 个，而已破译者仅占三分之一。

甲骨文中的推拿内容要比针灸、药物和酒类治病更为详细而确切。殷商人崇尚超自然力量，贵族行事前总要通过占卜询问可行性，推拿也是如此。因此，甲骨文中给我们留下了完整的推拿卜辞。甲骨文中推拿的代称和基本的手法名为"拊"。甲骨卜辞中多次出现一个象形文字"付"，为"拊"字的初文，本义是一个人用手在另一人腹部或身上抚摩。《说文解字》云："拊，揗也。""揗，摩也。"早期文献中有"拊"法治病的记载。如《灵枢·经筋》："卒口僻……为之三拊而已。"《史记·扁鹊仓公列传》记载：菑川王患病，"蹶上为重，头痛身热"，名医淳于意"以寒水拊其头，刺足阳明脉"而愈。

2. 殷代的宫廷按摩师　甲骨文中有几段文字记载了为王室成员推拿前做的可行性占卜过程，并记录了三个专职按摩（推拿）师的名字，其中至少有一位是女性（有"女"旁）。如《乙》2244 记载："丁酉卜，争贞：乎（呼）娩付（拊），克？乎（呼）娩，克？"（译文：丁酉日，名争的占卜师反复卜问：叫娩来推拿，能有效吗？）《明》2354 记载："辛亥卜，宾贞：勿取臭暨付（拊）？"（译文：辛亥日，名宾的占卜师卜问：是否叫臭和拊来推拿？）前一条卜辞中的"媲付"是一位女性推拿师的名字。后一条卜辞中的"拊"是一位宫廷专职按摩（推拿）师，"臭"可能是"拊"的助手，负责推拿前的焚香洁净或香汤沐浴之类的工作。由此可见，殷商的宫廷已经有了专职的男女按摩（推拿）师，从仪式、规格与气氛来看，当时的保健按摩已经相当规范了。

3. 甲骨文中的推拿治疗　甲骨文中有一个"疛"字，《说文解字》释为"小腹病也"，卜辞原文是一人以手按摩卧床者腹部的形象，有几处是"疛""付（拊）"连文，意为手法治疗腹疾。卜辞中还有一个"殷"字，于省吾认为是一人持推拿工具（有人认为是砭石）为另一袒腹之人治疗。甲骨卜辞除了"拊""摩"治疗腹疾以外，还有"贞有疾肱以小搔"，指以推拿手法治疗上肢疾病。

甲骨文中尚未找到药物或针灸治病的具体描述，更无相应治疗师的名字，说明按摩（推拿）是殷商时期主要的治病方法和保健手段。甲骨文的出土地河南，是殷商的政治文化中心，这是《内经》"导引按蹻者，亦从中央出也"一说的有力物证。可以说，殷商时期是推拿医学的第一个黄金时代。

二、张家山汉简《引书》中的推拿文献

1984 年出土于湖北省江陵县张家山的《引书》，抄写在 113 枚竹简上。据墓葬年代推算，其抄写年代不会晚于西汉吕后二年（前 186 年）。内容主要反映了春秋战国时期的导引养生学成就。

1.《引书》中的自我按摩导引法　《引书》现存 130 条，内容以养生、导引为主。含有编写体例各不相同的 6 种独立古佚医书：甲卷——《四时养生法》（即《引书》的第 1～5 条）；乙卷——《导引九法》（即《引书》的第 6～14 条）；丙卷——《导引三十二法》（即《引书》的第 15～46 条）；丁卷——《四十八病导引》（即《引书》的第 47～94 条）；戊卷——《导引之效》（即《引书》的第 95～120 条）；己卷——《病源说》（即《引书》的第 121～130 条）。

引，指导引。导引，据唐代慧琳《一切经音义》的定义："凡人自摩自捏，申缩手足，除劳去烦，名为导引。"《引书》是一部导引术专著，与马王堆三号汉墓出土的《导引图》互为补充。

《引书》的基本内容是肢体运动与自我按摩。自我按摩的手法和术式有"以足靡（摩）胻""摩足跗""摇指（趾）""摇弘（肱）""摇肩""摩目""摩手""摩面""循鼻""涿齿""举颐（自我颈椎牵引）"等。有关导引和自我按摩的内容可参看马王堆帛画《导引图》。

《引书》记载了一种木球压痛点自我按摩导引疗法。原文如下：

"支尻之上痛，引之。为木鞠，谈（偃）卧，以当痛者，前后摇之，三百而休；举两足，指上，手抚席，举尻以力引之，三而已。"

大意为：臀腿疼痛，用导引法治疗。制作一个木球，仰卧，把木球垫在臀部疼痛处，前后摇动 300 次而止；再抬举两腿向上，双手按住席子，抬起臀部并用力向上提伸，重复 3 次为止。

这是一套非常实用的臀腿痛的自我按摩导引疗法。仰卧，利用身体的自重压在垫于臀部的木球上，前后摇动300次，相当于以木球在压痛点上反复按揉。抬腿举臀向上，可伸张臀腿后部的肌肉以舒筋解痉。

2.《引书》中的被动推拿手法　　《引书》中的导引并不仅仅是主动的关节运动，不少治疗性的被动推拿操作法已经出现。如颞颌关节脱位的口内复位法：

"失欲口不合，引之，两手奉其颐，以两拇指口中擪，穷耳而力举颐，即已矣。"

失欲，又称失欠。擪，《说文解字》解释为"一指按也"。这里描写的显然是颞颌关节脱位的口内复位手法。以后《肘后备急方》《备急千金要方》等对此法进一步作了补充，如复位后迅速出指，或用竹管垫于患者上下牙齿之间等。这种口内复位法至今仍用于骨伤科临床。

再如治疗颈项强痛的仰卧位颈椎拔伸法：

"项痛不可以雇（顾），引之。炎（偃）卧□目信（伸）手足／□□□已。令人从前举其头，极之，因徐直之，休。复之十而已。因□也，力拘，毋息，须臾之顷，汗出走（腠）理，极已。"

大意为：颈项疼痛不能回顾，用导引法治疗之。仰卧（闭）目，伸展手足……令人从前方（勾住患者下巴）向上牵引患者头部，尽力保持这一姿势，就这样慢慢使歪斜的头伸直，然后放松。如此反复做10次而止。（每次拔伸时）用力勾拉，不要呼吸，保持一段时间，至皮肤出汗，不能忍受为止。

张家山汉简《脉书》云："肩脉，起于耳后，下肩，出肘内廉，出臂外馆（腕）上，乘手北（背）。是动则病，领肿痛不可以顾，项痛不可以顾。"由此可见"项痛不可以顾"类似急性胸锁乳突肌痉挛性落枕，也可能包括颈椎病的颈部急性症状。

又如以腰部踩踏法和腰部后伸法治疗痢疾：

"引肠辟：端伏，加颐枕上，交手颈下，令人践元（其）要（腰）。毋息，而力举尻，三而已。元（其）病不能自举者，令人以衣为举元（其）尻。"

肠辟，即痢疾。汉简《脉书》云："在肠，有农（脓）血，篡，脾，尻，少腹痛，为肠辟。"

大意为：用导引法治疗痢疾：（患者）直身俯卧，下颏部置于枕头上，两手叠放在头颈下，使人踩踏腰部。不要呼吸，并用力抬举臀部，做3次而止。对病重不能自行抬举的患者，应使人用衣服拉举其臀部。

这是腰部踩踏法和腰部后伸法的最早记载。踩踏法也称踩蹻法。《汉书·苏武传》也有踩背的记载："（苏）武……引佩刀自刺，卫律惊，自抱持武，驰召医。凿地为坎，置煴火，覆武其上，蹈其背以出血，武气绝，半日复息。"这是踩蹻法与热熏结合用于急救的描述。

《引书》中的被动治疗手法主要是关节运动类手法，除了上述外，还有后伸扳颈部治疗喉痹、"拊腰"治疗癃闭等。

三、马王堆简帛中的推拿文献

1973年底，湖南长沙马王堆三号汉墓出土了大批帛书和竹木简，医学方面的古籍有 14 种。其中帛书有《足臂十一脉灸经》《阴阳十一脉灸经》《脉法》《阴阳脉死候》《五十二病方》《却谷食气》《导引图》《养生方》《杂疗方》《胎产书》。竹木简有《十问》《合阴阳方》《杂禁方》《天下至道谈》。经专家考证，马王堆三号墓的墓葬年代为公元前 168 年（西汉初年）。随葬文献的著作年代应当早于这个时间。

下面介绍推拿内容较多的几种文献。

1.《五十二病方》 《五十二病方》是马王堆三号墓出土医书中最重要的一部医著，也是我国现存最早的医方书。其内容早于《内经》。全书 52 篇，卷首有目录，每篇记述一种疾病的治疗方法。内容涉及内、外、妇、儿、眼科等。

《五十二病方》中涉及推拿的特色有三：①最早的按压止血记载；②最早的药摩与膏摩记载；③最早的小儿推拿记载。

《五十二病方》中涉及的推拿手法有安（按）、靡（摩）、摹、蚤挈、中指蚤（搔）、括（刮）、捏、操、抚、循（揗）、捪等 10 余种，而以摩法记载最多。

手法用的器具有木椎、铁椎、筑、钱匕、羽毛等。结合器具的手法有筑冲、羽靡、采木椎窦和匕捪。

推拿治疗的病证有小儿惊风（"婴儿瘈"）、腹股沟疝、癃闭、白癜风、疣、外伤出血、皮肤瘙痒、冻疮、虫咬伤等。

《五十二病方》首次记载了按压止血法："止出血者，燔发，以安（按）其痏。"书中"以匕周揗婴儿瘈所"的描述，类似后世刮痧的钱匕刮法治疗小儿惊风，这是最早的小儿推拿记载。《五十二病方》还有最早的药摩或膏摩记载，用以治疗皮肤瘙痒、冻疮等。多人按摩法在《五十二病方》中也已出现，如以"两人为靡（摩）其尻"治疗癃闭。

《五十二病方》反映了春秋战国时期推拿医学的成就。

2. 帛画《导引图》 马王堆帛画《导引图》，出土于 1973 年，绘制于西汉初年，与《引书》同期。绘有 44 个彩色人像，描画各种医疗和保健导引练功动作。有站、坐、徒手、持械等不同形象。44 幅小图分上下四层排列，每幅小图旁边分别题有 2 ~ 6 字的导引疗法名称，标明可治的疾病有颓、聋、烦、痹痛、膝痛、温病等 12 种。其中一图为站位捶背图，另有一图似为握拳搓腰状（或释作揉膝状），这是最早的自我按摩图谱。

3.《养生方》 《养生方》记载了一种药巾按摩法，用一种特制的"药巾"按摩身体的某些部位，用于温阳激发性机能。其药巾的制法是将药汁浸渍布中或涂于布上，再阴干，反复多次。"药巾"的制法和用法详见《灵枢·寿夭刚柔》。

4.《合阴阳》 为房中术专书。有系统的房中保健按摩术记载。

四、武威汉代医简中的推拿文献

1972 年 11 月，甘肃省武威县发现一座汉墓，出土了东汉医简 92 枚，其中木简 78 枚，名《治百病方》，木牍 14 枚。为东汉早期文物。推拿内容见于膏摩方"治千金膏药方"中。原文：

"治千金膏药方，蜀椒四升，芎䓖一升，白芷一升，付（附）子卅果丸。凡四物皆㕮咀，且置铜器中，用淳醯三升渍之。卒（晬 zuì）时，取竞（净?）猪脂肪三斤，先前（煎）之，先取鸡子中黄者置梧中挠之三百，取药成，以五分匕一置鸡子中，复挠之二百，薄以涂其雍（痈?）者。上空者，遣之中央，大如钱，药干复涂之。如前法。三涂去其故药，其毋农（脓）者行愈，已有农（脓）者，溃，毋得力作，禁食诸采（菜），□置□上，良甚。创愚座（痉?）皆中之。良勿传也。

逆气吞之。喉痹吞之，摩之。心腹惠（痛）吞之。嗌惠（痛）吞之。血府惠（痛）吞之，摩之。咽干摩之。齿惠（痛）涂之。昏衄涂之。鼻中生蒽（xǐ）伤涂之亦可。吞之皆大如酸枣，稍咽之，肠中有益为度。摩之皆三干而止。此方禁又中奶人乳余，吞之气化，龙裹药以谷塞之耳。日一易。金创涂之。头惠（痛）风涂之。以三指摩□□□□屈吞之，身生蒽气涂之。此膏药大良，勿得传。"

其摩膏由川椒、川芎、白芷、附子四味药物组成。制备方法是先以淳醯（即醋）浸渍，再以煎猪油和蛋黄为赋形剂制成。其用法分外摩、外敷和口服三种。膏摩的具体操作，是"薄以涂之"，再用"三指摩"的手法按摩，"摩之皆三干而止"，即药物吸收至尽三次。"治千金膏药方"膏摩法的适应证有喉痹、血府痛、咽干，适合口服和外敷的病证还有心腹痛、嗌痛、齿痛、昏衄、金创、头痛和妇女产后诸病等。

"治千金膏药方"与《五十二病方》和《内经》中的膏摩方相比，在药物组成、制备方法、适应病证和实际操作方面都有了明显的进步。方中提出的 4 味中药，成了后世众多膏摩方的基本组成，"三指摩"法也成了膏摩的基本操作手法之一。

五、《黄帝内经》中的推拿文献

《黄帝内经》，简称《内经》，包括《素问》与《灵枢》。其成书经过了战国至秦汉的漫长时期。至隋唐，还有医家参与修订和补充。《内经》主要是医学理论著作，但我们仍能找到丰富的手法医学记载。

1. 确立了手法医学的正式学科名——按摩　作为学科名的"按摩"一称，始见于《内经》。《素问·血气形志》云："形数惊恐，经络不通，病生于不仁，治之以按摩醪药。"《灵枢·九针论》也有相同记载，"经络"作"筋脉"。这是首次明确地将按摩作为一种疗法、一门学科提出。《素问·调经论》多次提及的"按摩勿释"，是具体的按摩手法，且为针刺辅助手法。自《内经》开始，按摩成为我国手法医学的正式学科名。

2. 阐述了推拿的作用机理

（1）温经散寒　《素问·举痛论》："寒气客于肠胃之间，膜原之下，血①不得散，小络急引，故痛。按之则血气散②，故按之痛止。"通观之，此段文字阐明了手法有温经散寒而止痛的作用。

（2）活血补血　《素问·举痛论》："寒气客于背俞之脉，则脉泣，脉泣则血虚，

---

① 血：《太素》作"而"。
② 血气散：王冰注云："手按之，则寒气散，小络缓，故痛止。"

血虚则痛。其俞注于心，故相引而痛。按之则热气至，热气至则痛止矣。"这段文字首次论述了手法外治可以补虚，即通过手法的温通经络作用，可以治疗因局部血虚所致的疼痛等症状。近人从中得到启发，取背俞治疗心绞痛，疗效确然。后世吴尚先的《理瀹骈文》则进一步明确提出了外治法"气血流通即是补"的理论。

（3）舒筋通脉　《灵枢·九针论》："形数惊恐，筋脉不通，病生于不仁，治之以按摩醪药。"

3. 提出了推拿的适应证和禁忌证　《素问·玉机真脏论》提出了若干种可按与不可按的情况。大致是病程短者可按，病证轻者可按。《内经》中提到的按摩适应证有卒口僻（面瘫）、形数惊恐、不仁、肿痛、发咳上气、脾风发疸（黄疸）、疝瘕、寒气客于肠胃而痛、寒气客于背俞之脉而痛、寒湿中人而痛等。对于邪入于肾反传心肺、寒气客于侠脊之脉、寒气客于脉中与炅气相薄而痛等则认为不可按，或按之无益。对于伏梁等病则认为按摩可能致死。

4. 按压动脉法的运用

（1）按压腹主动脉法　《灵枢·百病始生》："其著于伏冲之脉者，揣之应手而动，发手则热气下于两股，如汤沃之状。"

（2）按压颈动脉法　《灵枢·刺节真邪》："大热遍身，狂而妄见、妄闻、妄言，视足阳明及大络取之。虚者补之，血而实者泻之。因其偃卧，居其头前，以两手四指挟按颈动脉，久持之，卷而切推，下至缺盆中，而复止如前，热去乃止，此所谓推而散之者也。"

这种动脉按压法在后世医籍中也有记载，尤以清代无名氏《按摩经》最为著名。

5. 膏摩的运用　《灵枢·经筋》："足阳明之筋……其病足中指支，胫转筋，脚跳坚，伏兔转筋，髀前肿，㿉疝，腹筋急，引缺盆及颊，卒口僻，急者目不合，热者筋纵，目不开。颊筋有寒则急，引颊移口；有热则筋弛纵，缓不胜收故僻。治之以马膏，膏其急者，以白酒和桂，以涂其缓者，以桑钩钩之，即以生桑灰置之坎中，高下以坐等，以膏熨急颊，且饮美酒，啖美炙肉，不饮酒者，自强也，为之三拊而已。"

这是一则膏摩法治疗面神经麻痹的记载。马膏，即马脂。李时珍《本草纲目》谓："马膏甘平柔缓，摩急、润痹、通血脉。"配合白酒和桂的活血化瘀、祛风通络作用，再以手法"三拊"之，对周围性面瘫当可有效。

6. 手法诊断与定穴的运用　《内经》除了运用手法以治病外，还将手法用于诊断与定穴。尤以《灵枢》为多："按其脉，知其病，命曰神。（邪气脏腑病形）""病痛者阴也，痛而以手按之不得者阴也。（终始）""审切循扪按，视其寒温盛衰而调之。（经水）""以痛为输。（经筋）""弹之应小指之上。（经筋）""取之膺中外输，背三节五脏之旁，以手疾按之，快然，乃刺之，取之缺盆中以越之。（五邪）""取之下胸二胁咳而动手者，与背输以手按之立快者是也。（癫狂）""用针者，必先察其经络之实虚，切而循之，按而弹之，视其应动者，乃后取而下之。（刺节真邪）"

"黄帝问于岐伯曰：愿闻五脏之腧出于背者。岐伯曰：胸中大俞在杼骨之端，肺俞在三椎之间，心俞在五椎之间，膈俞在七椎之间，肝俞在九椎之间，脾俞在十一椎之间，肾俞在十四椎之间，皆挟脊相去三寸所。则欲得而验之，按其处，应在中而痛解，乃其俞也。（背腧）"这是一种以手法扪摸探索和验证腧穴的方法。《黄帝内经太素》杨上善注《灵枢·背腧》云："言取输法也。纵微有不应寸数，按之痛者为正。"

《内经》的这些论述，开辟了手法临床应用的新途径。手法触诊成了手法医学的一个重要组成部分。清代《医宗金鉴》伤科八法的"摸法"主要就是诊断方法。重点扪摸软组织的弹性是否正常，有否结节、条索状物，有否捻发感、弹响感等异常触觉，以及有否压痛点等。有助于病证诊断、腧穴和治疗部位的选定，并可进一步指导手法的运用。

7. 按摩工具的应用　《灵枢》的九针中，有"针如圆卵"，用以"揩摩分间"的员针，和"大其身而圆其末""主按脉勿陷"的鍉针，与按摩密切相关。《灵枢·官针》有一种治疗"骨痹"的"致针骨所，以上下摩骨"的特殊按摩法，用的就是这种工具。

马王堆帛书《养生方》曾记载了一种激发性机能的药巾按摩法，可惜没有留下药巾的制作方法。但《灵枢·寿夭刚柔》却保留了这种药巾的详细制法，并补充了药熨功能，正好弥补了《养生方》的缺憾。

8. 按摩人员的选材与考核　《灵枢·官能》记载："雷公问于黄帝曰：针论曰：得其人乃传，非其人勿言。何以知其可传？黄帝曰：各得其人，任之其能，故能明其事。雷公曰：愿闻官能奈何？黄帝曰：明目者，可使视色。聪耳者，可使听音。捷疾辞语者，可使传论。语徐而安静，手巧而心审谛者，可使行针艾，理血气而调诸逆顺，察阴阳而兼诸方。缓节柔筋而心和调者，可使导引行气。疾毒言语轻人者，可使唾痈咒病。爪苦手毒，为事善伤者，可使按积抑痹……手毒者，可使试按龟，置龟于器下而按其上，五十日而死矣，手甘者，复生如故也。"

本段文字表明对从事按摩人员的选材与考核在《内经》时代已经实施。但当时注重的主要是从业人员的生理条件，"爪苦手毒"，指按摩医生所应具备的手部生理条件，有二：一是手狠，包括力量和耐力；二是手热，即按摩医生的功力体现。明·方以智《通雅》云："手毒，手心热者。黄帝医书有《官能》之篇，曰：'疾毒言语轻人者，可使唾痈咒病。爪苦手毒，为事善伤者，可使按积抑痹。'各得其能……其名乃彰。何子元曰：'手毒可使试按龟，五十日而龟死；手甘者复生。盖人手心有火，故能运脾助暖，有极热者按物易化。'"（《通雅·卷十八·身体》）

清·陆凤藻《小知录》"手毒"条亦云："手心热者曰手毒。"

9. 提出了按摩导引的发源地　《素问·异法方宜论》提出了按摩导引的发源地是我国的中央地区（原文见本书第二章第一节）。

10. 指导手法应用于针灸　《内经》，尤其是《灵枢》，在论述针灸操作时，提倡配合按摩手法以提高疗效。在扪穴定穴、调气导气、出针补泻等方面都离不开按摩手法的运用。《内经》中按摩手法与针灸多结合运用，取长补短，为指针的形成提供了有益的启示。

《内经》在理论和实践的结合上为手法医学体系奠定了基础。《内经》的问世，是我国手法医学体系建立的标志。

六、秦汉时期其他推拿文献概况

1.《黄帝岐伯按摩》　十卷。见《汉书·艺文志》记载，入"神仙类"。已佚。

2.《黄帝杂子步引》　见《汉书·艺文志》记载，入"神仙类"。

3.《金匮要略》　东汉张仲景撰于 3 世纪初。主要叙述内科杂病的治疗，兼及外科、妇科等病证。治法以方药为主，包括外治。

（1）"膏摩"一词的提出　书中首次提到了"膏摩"一词，并将其与针灸、导引等法并列，用于预防保健（详见本书第五章）。

（2）手法抢救自缢死的首次记载　《金匮要略》首次详细记载了手法抢救自缢死（详见本书第六章第二节），其急救手法包括胸外心脏按摩术、按腹人工呼吸法、颈椎牵引、四肢关节被动运动（类似体外反搏）等。这是世界医学史上救治自缢死的最早文献，体现了我国汉代推拿医学的最高水平。

（3）药摩的记载　《金匮要略·中风历节病脉证并治第五》记载了一首膏摩方"头风摩散"，方药很简单，只有附子和盐，为后世"摩顶膏"之滥觞。

第三节　魏晋至唐宋时期与推拿有关的文献

一、《肘后备急方》

《肘后备急方》，简称《肘后方》，是晋代葛洪（约 283—363 年，字稚川，号抱朴子）的著作。原名《肘后救卒方》，后经晋·陶弘景增补，易名《肘后百一方》，复经金·杨用道再补，改名《附广肘后备急方》，是为今本。

1. 丰富了推拿手法　按摩手法发展到《肘后救卒方》时代，已不再是简单的向下按压与摩擦，手指相对用力且双手协同操作的捏脊法和作用力向上的腹部抄举法已经出现。"使病人伏卧，一人跨上，两手抄举其腹，令病人自纵，重轻举抄之。令去床三尺许，便放之。如此二七度止。拈取其脊骨皮，深取痛引之，从龟尾至顶乃止。未愈更为之。"（《肘后备急方·卷一·治卒腹痛方第九》）这里的拈脊骨皮法，后世被冠以"捏脊法"之名，在小儿推拿领域得到了广泛运用。

2. 扩大了推拿主治范围　手法的适应证，涉及卒心痛、卒腹痛、卒中恶死、卒中五尸、霍乱转筋、时行发疮、口㖞僻（面瘫）、风头及脑掣痛、脚气、胃反、风热隐疹、面黯、蜈蚣咬伤、四肢疾病、肢节麻痛、瘫缓不随、风湿痹、不仁、拘屈等内妇骨伤诸科，并用于治疗面部皮肤疾病。

如用抓腹法治疗急性腹痛："令卧，枕高一尺许，拄膝，使腹皮蹙，气入胸，令人抓其脐上三寸便愈。能干咽吞气数十遍者弥佳。此方亦治心痛。"（《肘后备急方·卷一·治卒腹痛方第九》）

3. 系统总结了膏摩法　葛洪相当重视膏摩的应用。他说："病有新旧，疗法不同。邪在毫毛，宜服膏及摩之。"（转引自《医心方·卷一》）他的《肘后备急方》首次对我国汉代以前已经出现的膏摩法做了系统总结。膏摩内容主要集中在《卷八·治百病备急丸散膏诸要方第七十二》。代表性的膏摩方有裴氏五毒神膏、苍梧道士陈元膏、华佗虎骨膏、莽草膏、蛇衔膏、扁鹊陷冰丸、丹参膏、神明白膏。其他还有赵泉黄膏方、牛蒡摩膏等。后世广为流传的"苍梧道士陈元膏"即出于此："苍梧道士陈元膏，疗百病方：当归、天雄、乌头各三两，细辛、芎䓖、朱砂各二两，干姜、附子、雄黄各二两半，桂心、白芷各一两，松脂八两，生地黄二斤，捣绞取汁。十三物别捣，雄黄、朱砂为末，余㕮咀，以酽苦酒三升，合地黄渍药一宿，取猪脂八斤，微火煎十五沸，白芷黄为度。绞去滓，内雄黄、朱砂末，搅令调和，密器贮之。腹内病，皆对火摩病上。日两三度，从十日乃至二十日，取病出差止。四肢肥肉，风瘴，亦可酒温服之，如杏仁大一枚。主心腹积聚，四肢痹躄，举体风残。百病效方。"（《卷八·治百病备急丸散膏诸要方》）

膏摩法的适应证非常广泛，内、外、妇、五官病证皆可治疗。书中提到的病证，有四肢疾病、肢节麻痛、瘫缓不随、风湿痹、不仁、偏枯、拘屈、口㖞、喉咽痹塞、青盲、耳聋、齿痛、头风、背胁卒痛、心腹积聚、心急胀满、胸胁痞塞、内胀病、蛊疰、中恶、痈肿、疽痔、金疮、瘀血、痹肿、结核、漏、瘰疬、丹疹、牛领、马鞍疮、疥癣、蜂毒、百毒、溪毒、射工、产后血积等。

《肘后备急方》还介绍了一种面部美容手法："疗人黯，令人面皮薄如蕣华方：鹿角尖，取实白处，于平石上以磨之，稍浓取一大合，干姜一大两，捣，密绢筛，和鹿角汁，搅使调匀。每夜先以暖浆水洗面，软帛拭之。以白蜜涂面，以手拍，使蜜尽，手指不粘为尽。然后涂药，平旦还，以暖浆水洗，二三七日，颜色惊人。涂药不见风日，慎之。"（《卷六·治面皰发秃身臭心惛鄙丑方第五十二》）

这种涂润肤剂后以手拍面的美容方法确实很有科学性，它既可促进面部的血液循环，又保护面部肌肤免受过度牵拉之害，现代美容界仍很推崇这种手法。洗面清洁、润肤涂面、手法按摩、睡前敷面、早晨清洗这一套程序与现代美容法惊人地相似。

二、《养性延命录·导引按摩篇》和《真诰》

陶弘景（456—536 年），字通明，号华阳隐居。他的著名养生著作《养性延命录》专设"导引按摩篇"，详细论述了自我养生按摩法。

1. 提倡自我按摩（书中称为"自按摩"）　"自按摩"一称还见于南朝著作《上清修行经诀》《上清修身要事经》等，这两部书分别载有"道士自按摩法"和"自按摩头面法"。

2. 记载大量自我按摩法　方法有琢齿、熨眼、按目四眦、引耳、引发、摩面、干浴、掣脚、梳头、搓头顶、伸臂股等。具体的手法有摇、指按、摩、捩、揩摩、振动、推、筑、掣、挽、梳等。

另外，陶弘景总结编撰的《真诰》还介绍了一种道家秘传的以关节被动运动手法为主的"北帝曲折"法，用于"风痹不授"（瘫痪）的康复治疗。书中还有按法止痛的记载。

三、《按摩经》和《导引经》

魏晋南北朝之际，道家养生之风大行。自我养生按摩法也进入了全盛期。此期葛洪《抱朴子·遐览》所存道经目录载有《按摩经》（1卷）和《导引经》（10卷），很可能是自我养生按摩专著。惜无流传。

四、《太清道林摄生论》

魏晋南北朝时期，自我按摩的操作方法已从一招一式向套路集成化发展。较有代表性的是道林的《太清道林摄生论》。道林生平未详，一说即东晋支遁（约314—366年），道林为其号。其养生经验部分收载于《养生经要集》，陶弘景《养性延命录》曾取材于此书，其自序亦提及道林。《太清道林摄生论》今仅存《道藏》本。

1. 首创"自按摩法"十八势和"老子按摩法"　是书《按摩法第四》载有著名的"自按摩法"十八势和"老子按摩法"。名为按摩法，实乃导引法，即结合自我按摩的肢体主动运动。其中涉及大量自我按摩手法，如扭、捩、按、筑、顿、捶、掣、捺、捻、折、拔、摸、振、摇、掘、打、伸等。

2. 重视全身保健按摩　《太清道林摄生论》除推崇自我按摩外，也重视被动性全身保健按摩的作用。书中强调："小有不好，即须按摩按捺，令百节通利，泄其邪气也。凡人无问有事无事，恒须日别一度遣人蹋脊背，及四肢头项，若令熟蹋，即风气时行不能着人。此大要妙，不可具论。"（居处法）蹋法，又称蹻法，是指一种足部操作推拿法，以垂直加压的踩踏动作为主，配合弹压、拧、揉、滑推、足跟叩击等技法，适宜于背部脊柱部和臀股等部，多用于保健按摩，以及腰背部软组织损伤疼痛、胸腰椎小关节紊乱等证的治疗。至今海内外仍有该法流传。

五、《诸病源候论》

《诸病源候论》为隋代大业年间（605—617年）太医博士巢元方所著。这是一部病因证候学专著。是书分67门，载1720余种病候。本书的特点是各病证之后均不列方药，但却附以详细的"补养宣导"之法，即对症导引法。其中包括大量按摩法，主要是自我按摩法。这些按摩方法结合肢体导引，既可对症施治，又能养生防病。

具体方法有捋头、栉头、摩面目、摩目、拭目、熨目、抑目左右、捻鼻、挽耳、叩齿、振臂、振臀、撩膝、搦趾、摇足、转脚、挽足、摩腹、摩脐上下并气海、振腹、按胁、按腰脊、倒悬、爪项边脉、把两颊脉、摩捋形体、干浴等。

涉及的手法有摩、指摩、掌摩、捋、拭、捻、按、撩、摇、爪、捺、振、顿、搂、搦等。

书中记载较多和论述较详细的当属摩腹法。如《卷二·风邪候》曰："养生方导引法云：脾主土，土暖如人肉，始得发汗，去风冷邪气。若腹内有气胀，先须暖足，摩脐上下并气海，不限遍数，多为佳。如得左回右转，三七。和气如用，要用身内一百一十三法，回转三百六十骨节，动脉摇筋，气血布泽，二十四气和润，脏腑均调。和气在用，头动转摇振，手气向上，心气则下。分明知去知来，莫问平手、欹腰，转身、摩气，屈蹙回动，尽，心气放散，送至涌泉，一一不失气之行度，用之有益，不解用者，疑如气乱。”

《诸病源候论》对摩腹养生理论与方法的总结，对唐代孙思邈、五代杨凝式、宋代陆游等养生家影响很大。明代《易筋经》的揉腹法、清代《延年九转法》的“摩腹运气”法，以及近代的脏腑推按法、腹诊推拿法等推拿流派，均在此基础上发展起来。

六、《备急千金要方》和《千金翼方》

唐·孙思邈（581—682年）先后著《备急千金要方》与《千金翼方》各30卷，是中国医学史上的巨著，后人将这两部书合称《千金方》。除医药方面的贡献外，孙思邈对当时的推拿治疗与养生法也做了全面总结。

1. 倡导小儿推拿 《备急千金要方·卷五上少小婴孺方上》以较大篇幅论述了儿科疾病的推拿法，尤以膏摩法的应用为多。如著名的“五物甘草生摩膏”（见本书第五章）即出于此，孙思邈不仅将此膏用来治病，无病亦可用以保健预防。

书中记载用于小儿疾病的膏摩方有治小儿热病的“除热丹参赤膏”，治小儿客忤的“豉丸”，治小儿夜啼的“芎䓖散”。治小儿鼻塞不通的“摩顶方”等。

适用膏摩法治疗的小儿疾病还有小儿腹大且坚、腹胀满、小儿眯目不明等。

小儿膏摩的常用部位有囟门、头顶、手足心、腹、心口、脐。

手法有摩法、挼法、以药丸“上下行转摩之”等。

对初生儿无声，孙氏采用葱白鞭法，取其通阳开窍，又不致伤及皮肤。现代仍有用臀部拍打刺激新生儿发声者。

2. 膏摩法的又一次总结 经过《肘后备急方》后300年的发展，膏摩法在《千金方》中得到了又一次总结。

《备急千金要方·卷一绪论》记载了摩膏的详细制法。

《备急千金要方·卷七风毒脚气》集中介绍了8首膏摩方，为神明白膏、卫侯青膏、神明青膏、太傅白膏、曲鱼膏、野葛膏、苍梧道士陈元膏和裴公八毒膏。

《千金翼方·卷十六中风上》集中介绍了苍梧道士陈元膏、丹参膏、赤膏和乌头膏。每首膏摩方均详述其制法。适应证涵盖内外妇儿五官百病。如《肘后备急方》中已经出现的苍梧道士陈元膏，在《千金翼方》中除了方药略作调整外，更补充了作者临床应用的经验：“有人苦胸胁背痛，服之七日，所出如鸡子汁者二升即愈。有人胁下积气如杯，摩药十五日，愈。有人苦脐旁气如手，摩之去如瓜中黄穰一升许，愈。有人患腹切痛，时引胁痛数年，摩膏下如虫三十枚，愈。有女人苦月经内塞，无子数年，膏摩少腹，并服如杏子大一枚，十日下崩血二升，愈。其年有子。有患风瘙肿起累累如大豆，摩之五日，愈。有患膝冷痛，摩之五日，亦愈。有患头项寒热瘰疬，摩之皆愈。有患面目黧黑消瘦，是心腹中疾，服药下如酒糟者二升，愈。”（《千金翼方·卷十六中风上》）

《备急千金要方》中其他膏摩方尚有治疗面瘫的“摩神明白膏”和“丹参膏”；治疗伤寒浮肿的“防己膏”；治疗伤寒热病后发豌豆疮的“羊脂”；治疗时行病发疮的蜜

煎升麻；治疗妇女产后中风的"木防己膏"；治疗目中风肿痛，有除热揉眼方；治疗耳聋、齿痛，有"赤膏"；治疗头病、咽喉息肉、耳鼻齿疾，有"摩头散"；治疗头面风，有"头风散"；治疗头病、头眩、发秃落、面中风，有"摩囟膏"；治疗风毒脚气，有"野葛膏"；治疗肿病有"摩膏主表方"；还有治疗痈疽的摩膏；治疗暴肿溃烂的"升麻膏"；用于诸漏，有杏仁膏摩法；用于气痛，有"丹参膏"；用于瘢痕，有灭瘢膏；赤流肿丹毒，以煎羊脂摩之；风瘙隐疹，以盐摩法主之。

《千金翼方》中的膏摩方，除去上述重复者外，还有主治射工、恶核、卒中恶毒的"野葛膏"和治疗腹中癥瘕积聚、支满寒热等证的"太一神明丸"，治疗蛇蜂蝎毒的"大麝香丸"；用于下部痛痒生疮的"槐皮膏摩"；治人顽痹不觉痛痒的"大白膏药"；治疗遍体生疮脓血溃坏的"大黑膏"等。

3. 重视养生保健按摩 魏晋南北朝至初唐，自我养生按摩风行一时。道家典籍中有大量自我按摩的记载。据隋唐《无上内密真藏经》之"众经目"记载，其《大洞上清境藏》十二部经中，"案摩"独居其一。《太上灵宝洪福灭罪像名经》之"三十六部尊经"，其洞玄部收就有《老君按摩经》。

孙思邈汲取前人养生经验，极力倡导包括自我按摩在内的养生法。认为"每日须调气补泻，按摩导引为佳。勿以康健便为常然，常须安不忘危，预防诸病也"（《备急千金要方·卷二十七养性》）。并认为"非但老人须知服食将息节度，极须知调身按摩，摇动肢节，导引行气。行气之道，礼拜一日勿住。不得安于其处以致壅滞。故流水不腐，户枢不蠹，义在斯矣。能知此者，可得一二百年。"（《千金翼方·卷十二养性》）

孙氏提倡："每食讫，以手摩面及腹，令津液通流。食毕当行步踌躇，计使中数里来，行毕使人以粉摩腹上数百遍，则食易消，大益人，令人能饮食，无百病，然后有所修为为快也。"（《备志千金要方·卷二十七养性》）

在《千金方》中有多处摩腹、摩面、摩眼、摩交耳、挽耳、拔耳，叩齿、押头、挽发、放腰的自我养生按摩记载。书中记录的天竺国按摩和老子按摩法，虽然出自道家著作，但这两种导引养生法能影响至今并流传海外，应归功于孙思邈的大力倡导。

《千金翼方》有一则面药膏摩美容方，有详细的手法运用介绍："面药方：朱砂研，雄黄研，水银霜各半两，胡粉二团，黄鹰屎一升。上五味，合和，净洗面，夜涂之。以一两药和面脂，令稠如泥，先于夜欲卧时，澡豆净洗面，并手干拭，以药涂面，厚薄如寻常涂面厚薄，乃以指细细熟摩之，令药与肉相入，乃卧。一上经五日五夜勿洗面……至第六夜洗涂，一如前法。满三度洗，更不涂也，一如常洗面也，其色光净，与未涂时百倍也。"（《千金翼方·卷五妇人一·妇人面药第五》）《备急千金要方·卷六》在介绍治疗面部黑黯、面皮粗涩的面药时，也有"以手细摩令热"的手法描述。

4. 丰富多彩的推拿手法 《千金方》中还有不少有特色的推拿手法和操作法。

（1）急性腰痛的多人导引法 《备急千金要方·卷十九肾脏》有腰肾痛（急性腰痛）的多人导引法（详见本书第六章第一节）。已经认识到被动活动对急性腰扭伤的重要性，所用的双人牵引导引法，至今仍有实用价值。

（2）捉发踏肩牵引法 "还魂汤：主卒忤鬼击飞尸，诸奄忽气无复觉，或已死口噤，拗口不开，去齿下汤，汤入口活，不下者，分病人发，左右捉，踏肩引之，药下，复增取尽一升，须臾立苏。"（《千金翼方·卷二十杂病下》）

（3）颞颌关节脱位的口内复位法　该法自《引书》首次记载后，到了唐代又有了新的补充。《备急千金要方》提出手法复位后"当疾出指"。《千金翼方》则进一步提出在口中安放竹管，以防咬伤手指（详见本书第六章第一节）。

（4）子宫脱垂推纳复位法　"治妇人阴下脱若脱肛方：羊脂煎讫，适冷暖以涂上。以铁精敷脂上，多少令调。以火灸布暖，以熨肛上，渐推纳之。末磁石，酒服方寸匕，日三。"（《备急千金要方·卷三妇人方中》）

（5）脱肛仰按复位法　"治肠随肛出转广不可入方：生栝楼根取粉，以猪脂为膏。温涂，随手仰按，自得缩入。"（《备急千金要方·卷二十四解毒并杂治》）

（6）倒产摩腹法　"治逆生方：以盐涂儿足底，又可急搔之，并以盐摩产妇腹上即愈。"（《备急千金要方·卷二妇人方上》）

（7）酒醉摇转法　"凡醉不得安卧不动，必须使人摇转不住。特忌当风席地，及水洗、饮水、交接。"（《备急千金要方·卷二十五备急方》）

（8）蛔心痛持续按腹法　"蛔心痛……以手按而坚持之，勿令得移。"（《备急千金要方·卷十三心脏方》）

5. 手法用于诊断与定穴　手法诊断与定穴，是推拿医学的重要组成部分，《千金方》也有不少记载。如：

（1）按背俞诊断　"邪在肺，则皮肤痛，发寒热，上气气喘，汗出，咳动肩背。取之膺中外俞，背第三椎之旁，以手重按之，快然乃刺之，取之缺盆中以越之。"（《备急千金要方·卷十七肺脏方》）

（2）以指按取腰目穴　"消渴小便数……又灸腰目，在肾俞下三寸，亦挟脊骨两旁各一寸半左右，以指按取。"（《备急千金要方·卷二十一消渴、淋闭、尿血、水肿》）

（3）定阿是穴法　"又以肌肉纹理节解缝会宛陷之中，及以手按之，病者快然。"（《备急千金要方·卷二十九针灸上》）"有阿是之法，言人有病痛，即令捏其上，若里当其处，不问孔穴，即得便快或痛处，即云阿是。灸刺皆验，故曰阿是穴也。"（《备急千金要方·卷二十九针灸上》）

《备急千金要方》和《千金翼方》还有手法定膏肓俞法，详见第二章第三节。

七、《圣济总录》

《圣济总录》成书于北宋 1112 年，是大型官修方书。推拿医学的资料也很丰富。

1. 对推拿的理论阐述　《圣济总录》第四卷治法篇，有推拿疗法的专论。作者认为不应当将按摩与导引混为一谈，并认为应进一步区分"按"与"摩"。按为单纯用手法，摩则可以结合药物。手法有助于药力的发挥。对推拿的功用，则以"开达抑遏"四字来概括（详见本书第五章）。

2. 重视自我养生按摩　《圣济总录》作者深受道家养生术影响，认为："若夫飞丹

炼石、导引按蹻，与夫服气辟谷，皆神仙之术所不废者。"（《圣济总录·卷第一百九十八·神仙服饵门》）

《圣济总录》汲取了宋代以前道家养生学派的精华，编成一套养生按摩套路，称为"神仙导引"。这是当时最为系统的养生按摩套路，对后世"八段锦""十二段锦"等套路式按摩功法深有启迪。其功法名目有转胁舒足、鼓腹淘气、导引按蹻、捏目四眦、对修常居、俯按山源、营治城廓、击探天鼓、摩拭神庭、手朝三元、下摩生门、栉发和运动水土。

3. 重视膏摩 《圣济总录》将"封裹膏摩"与复位和用药并提，作为正骨疗法的标准程序之一："凡坠跌仆，骨节闪脱，不得入臼，遂致蹉跌者，急须以手揣搦，复还枢纽。次用药调养，使骨正筋柔，荣卫气血不失常度。加以封裹膏摩，乃其法也。"（《圣济总录·卷一百四十五·诸骨蹉跌》）还发明了"生铁熨斗子"作摩顶工具；并肯定了膏摩的补虚作用，如以大补益摩膏摩腰补肾（详见第五章）。

八、《按摩法》和《按摩要法》

《宋史》载有推拿专著《按摩法》和《按摩要法》，惜均亡而不传，未知其详。《宋史·艺文志》将《按摩法》列入"医书类"，将《按摩要法》列入"道家附释氏神仙类"（《宋以前医籍考》列入"道书类"）。

另外，南宋道家著作《上清灵宝大法》列有"三十六部尊经目"，称有《按摩经》1 部 10 万卷。这些按摩经主要是自我养生按摩著作。

九、《十产证论》

宋·杨康候（字子建，号退修）于 1098 年著《十产证论》（《十产论》），惜失传。但其主要内容被宋·陈自明的《妇人大全良方》（成书于 1237 年）保留了下来。其中以手法处理难产的记载尤其有价值，详见本书第六章第二节。

第四节 明清至民国现存主要推拿古籍提要

一、推拿专著

我国明代以前的推拿（按摩）专著几乎都已散佚，本节收录的是明代到民国的现存文献。所收古籍基本为编者亲见，未见者或不是很重要的抄本一般不予介绍。有些推拿文献相对集中地记载于其他医籍，因此本节第二部分"其他有关推拿的医籍"也收录了部分重要的有较多推拿内容的医籍。收录的古籍按照年代的远近顺序排列，有助于理顺推拿学术发展的脉络。

1.《古仙导引按摩法》 著者佚名。一卷。著作年代不详。收入于《道藏精华录》。内容有"太清导引养生经""宁先生导引养生法""蛤蟆行气法""龟鳖等气法""吸月精法""彭祖导引法""王子乔导引法""导引杂说""导引按摩""元鉴导引法"

和"按摩法"等。所收文献均出自宋代及更早的养生著作，皆为传统导引养生功法。其中的"按摩"主要是自我养生按摩，包括肢体动功。现存主要版本为《道藏精华录》本。并见《中国医学大成三编》第八册。

2.《小儿按摩经》　明·四明陈氏撰。成书于1574—1601年。收入明万历二十九年（1601）刊行的杨继洲《针灸大成》第10卷，未见同名单行刊本。全书在小儿推拿基本手法、小儿推拿复式操作法、小儿推拿治疗范围等方面均有详细论述。后世"小儿推拿八法"（掐、揉、按、摩、推、运、搓、摇）在该书中均已出现，收录的小儿推拿复式操作法达28种。对脏腑在体表的投影点有较完整的描述。图解和歌诀的著述体裁，也为后世小儿推拿著作所沿用。有关推拿的重要内容有"手法歌""阳掌图各穴手法仙诀""阴掌图各穴手法仙诀""要诀""手法治病诀""治小儿诸惊推揉等法"等。本书为现存最早的儿科推拿专著。现存主要版本有明万历二十九年（1601）山西赵文炳《针灸大成》刻本等。

3.《小儿推拿方脉活婴秘旨全书》　原题明·龚廷贤（云林）述撰，姚国桢补辑，胡连璧校正。实为胡连璧（悟真子）撰。有三卷本和二卷本。约成书于明万历三十二年（1604）。又名《小儿推拿活婴全书》《小儿推拿秘旨》《活婴秘旨推拿方脉》《小儿活婴秘旨》《小儿推拿方脉全书》《推拿全书》《儿科选粹太乙仙传活婴秘旨推拿方脉》等。卷一为儿科基本理论与推拿理法，设蒸变、惊风、诸疳、吐泻四大儿科病证专论，以及面部望诊、验看指纹、寸口诊脉等多种诊法。推拿内容有"掌上诸穴手法歌""掌面推法歌""掌背穴治病歌""掌面诸穴图""掌背穴图"，以及"脚上诸穴图"，介绍手足推拿特定穴的定位、功效与手法；"十二手法主病赋"和"十二手法诀"，为12种重要复式操作法的功效与操作；"五脏主病歌"叙述五脏六腑主要病证的推拿法；"二十四惊推法歌"分述小儿25种惊以及肚痛、火眼等杂证的推拿治法。还详细介绍了二十四惊的灯火灸法，以及初生儿的刺炮、回气、通便、贴囟等民间疗法。卷二述儿科方脉，首列"病机纂要"，并以歌赋的形式介绍了40余种小儿常见病证的理法方药。最后附以儿科常用方剂40首，以及夜啼等9种病证的单方验方。卷三奏效方，为儿科常用方药。现存明万历甲辰序余明台刻本、明万历杨九如刻本、明杨美生刊本等多种。通行本有1958年江苏人民出版社江静波校订本、2003年天津科学技术出版社董少萍点校本。

4.《太乙秘传急救小儿推拿法》　明·姚国桢撰。二卷。成书并刊行于明万历年间。又名《急救小儿推拿法》《太乙仙传小儿推拿法》。上卷述推拿手法、主治疾病及儿科诊断。有"穴道阴阳手诀法""家传秘诀手法""手指五脏六腑歌""诸惊症推法歌""手法""掐手面穴法""诊脉要诀歌"等内容。下卷主要记载二十四则惊风图论、"小儿无患歌""小儿寿夭歌"，并列惊风常用方近30首。现存日本国立公文书馆内阁文库藏明万历刘龙田乔山刻本。通行本为中华书局2016年《海外中医珍善本古籍丛刊》第346册《新刊太乙秘传急救小儿推拿法》影印本。

5.《小儿推拿秘诀》　明·周于蕃（岳夫）撰。不分卷。约成书于明万历三十三年（1605）。又名《小儿科推拿仙术》《小儿科推拿秘诀》《秘传男女小儿科推拿秘诀》《小儿科推拿仙术秘诀》。主要内容有：看小儿无患歌、看小儿被惊法歌、看五脏六腑定诀歌、看面定诀歌、看指定诀歌、看色断生死诀、看症候断诀、变蒸说、四症八候说、拿说、拿法、汗吐下说、汗法、吐法、下法、风气命三关说、男女左右说、分阴阳推三关退六腑说、节饮食说、字法解、手上推拿法、身中十二拿法、治男女诸般症候法、阳掌诀法、阴掌诀法、诸惊症候并推治法、杂证治法、手法捷要歌、心得保婴妙法。并载有多种推拿穴图和推拿操作图，如周身穴图、背上穴图、掌面总图、掌背总图、分阴阳推三关六腑图说、运八卦运土入水运水入土图说、板门向横纹横纹向板门图说、二扇门二人上马图说、分阴阳手法图、推三关手法图、退六腑手法图、屈指补脾土手法图说、推中指手法图说、取天河水手法图、天门入虎口图说、灯火灸说等。现存明万历四十年（1612）刻本、清康熙二十四年（1685）文奎堂刻本、清两仪堂刻本、清同治十二年（1873）正心书屋刻本。通行本为中国中医药出版社2015年校注本。

6.《推拿秘旨》 明·黄贞甫原著，成书于明泰昌元年（1620），清·徐庚云嘉庆十五年（1810）重编。四卷。有泰昌元年壶天逸叟序。收入《味义根斋偶钞》。卷一为儿科基本理论和辨证。卷二主要有儿科诊断、小儿特定穴和推拿理法，除了"按弦走搓摩""黄蜂入洞""水底捞月"等12种无图的操作法外，还出现了"推坎宫图""推攒竹图""运太阳图""双凤展翅""运耳背骨图"5幅头面部推拿操作图。卷三重点介绍小儿推拿操作法和推拿治疗，有"天河水过入洪池手法""传送打马过天河手法""老汉扒罾惊风眼翻手法""七贤过关温暖手法""灵龟入土手法"等34幅手部推拿操作图。操作图的名称以操作名加功效的形式表达。与明代其他小儿推拿著作不同的是，该书采用歌赋体裁描述手法操作，便于记忆与流传。如"老汉扒罾惊风眼翻手法"云："惊风用老汉扒罾，能医天吊眼翻频；止泻兼与头后仰，喘鼾膈噎效如神；左屈中勾揉总上，右将中指上天河；行抵曲泽中转曲，六指双双往下轮。"另外，"七贤过关温暖手法""灵龟入土手法"二法，无论是手法名称还是操作方法、操作图，均未见于其他小儿推拿文献。卷四介绍儿科方药。现存清·徐庚云《味义根斋偶钞》稿本。

7.《推拿广意》 清·熊应雄（运英）编，陈世凯（紫山）重编。三卷。约成书于清康熙十五年（1676）。又名《小儿推拿广意》《幼科推拿广意》《推拿保幼录》。上卷首列总论，论述推拿在小儿惊风治疗中的作用；次叙儿科诊断和治疗手法，介绍手足45个小儿推拿特定穴的主治，以图谱示之；手法着重介绍推法和拿法，并提出了"推拿手部次第"和"推拿面部次第"，即手部和头面部的推拿操作常规程序；绘有"推坎宫""推攒竹""打马过天河"等21帧手法操作图，并有文字详解；最后为"脏腑歌"，论述脏腑病证的小儿推拿方法。中卷论述胎毒、惊风、诸热等17种病证的推拿治疗。下卷附有治疗儿科常见病的内服、外用方剂187首。现存最早版本为清乾隆金陵四教堂刻本。通行本为1956年人民卫生出版社铅印本和1989年人民卫生出版社毕永升、张素芳点校本。

8.《幼科推拿秘书》 清·骆如龙（潜庵）撰，骆民新抄订。五卷。成书于清康熙三十年（1691），刊行于清雍正三年（1725）。又名《幼科推拿全书》《推拿秘书》《推拿秘要》。卷一"歌赋论诀秘旨"，主述儿科诊断法，附有"推拿小儿总诀歌"。卷二"穴象手法"，论述小儿推拿特定穴的定位、主治及补泻，亦论及推拿介质的四季选用。卷三"推拿手法",论述分阴阳等 42 种单式手法和打马过天河等 13 种复式推拿操作法。卷四"推拿病证分类",介绍胎毒、痢疾等各种儿科杂证及 24 种惊风的推拿治疗。卷五"幼科方药",辑录儿科方药并附祝由法。现存最早版本为清雍正三年（1725）金陵怀堂刻本,另有清乾隆三十七年（1772）宝兴堂刻本、乾隆四十九年（1784）年刻本、乾隆五十年（1785）金陵四教堂刻本等。通行本为 1957 年上海卫生出版社铅印本和 1992 年北京科学技术出版社《秘传按摩绝招》本等。

9.《动功按摩秘诀》 清·汪启贤（肇开）、汪启圣（希贤）编。成书于清康熙三十五年（1696）,收入作者所编的《济世全书》。不分卷。全书分三部分。第一部分为成人推拿治疗。论述中风及其后遗症、面瘫、劳伤、遗精、疝气、盗汗、癫痫、痔疮、脱肛、鼓胀、水肿、呕吐、黄疸、噎膈、瘰疬、眼目昏花、青盲、牙痛、耳鸣、咽喉肿痛、鹅掌风、背痛、腰痛、胁痛、肩痛、腿痛、膝痛、足跟痛、胃脘痛、泄泻、感冒、疟疾、哮喘、咳嗽、肺痈、头痛、赤白带下、月经不调、不孕等内、外、妇、五官科病证的推拿治疗。以腧穴按压和推擦为基本手法,并指导患者兼行静功调摄。第二部分为治疗性自我导引。包括自我按摩、肢体动功和调息。以强调辨证练功、主治范围广泛为特色。第三部分论述小儿推拿疗法。内容有涉及儿科诊法的"辨小儿诸症"、介绍小儿推拿复式操作法的"手诀"、论述各种惊风推拿治法的"小儿诸惊推揉法"等。现存《济世全书》清殷氏刻本。通行本为 1986 年中医古籍出版社点校本。

10.《秘传推拿捷法》 清·余飞麟撰。不分卷。约成书于康熙三十八年（1699）。一名《秘传小儿杂证捷法》。全书主要为歌赋体,论述小儿疾病的病机、诊断及推拿穴道、手法操作,多有独到之处。如"五脏五指连脉道"一节,从五指与内脏的关系,到阐释推拿原理。如云:"心气通于舌,络连中指,通左心俞,下至涌泉穴;肝气通于目,络连食指,并手小天心,至足太溪穴;脾气通于口,络连大指,上至列缺,通面及右胁天枢、天柱,下至三里穴。""十大推拿法"（实为 19 法）中,提壶灌顶法、揉脐入鸠尾、揉脐入龟尾等法为他书罕见。以掐肩井作为"推拿收功法",亦为后世推拿家所重视。在"诸症治法"中,提出发汗、止汗、要热、要凉、要泄、止泄、去风、化痰、止凉、消风、取吐、止吐等治法;主治头痛、黄疸等病证。现存抄本。

11.《摩腹运气图考》 清·方开传,颜伟编。又名《延年九转法》《万病回春延年法》《万病回春》《方仙延年法》。成书于清雍正十三年（1735）。近代曹炳章曾藏有《摩腹运气图考》的清雍正刊本,并于 1936 年在《中国医学大成》中写成书目提要,惜原书未刊行而佚。清代《颐身集》《卫生要术》（《内功图说》）均收录此书。清·周述官《增演易筋洗髓内功图说》第 16 卷题作《按摩操腹九冲图并说》。本书为自我按摩专著,论述了摩腹的机理和各种操作法。全书有操作图 9 幅,按摩示意图 1 幅,全图说 1 篇,序跋各 1 篇。全套功法包括 8 种摩腹（胸腹）方法和 1 种上身摇转法,故名"九转"。现存清咸丰元年（1851）河南文华斋重刻本《万病回春延年法》、曹炳章《中国医学大成》第八集《摩腹运气图考》等。通行本为 1982 年人民卫生出版社《颐生集、内功图说》铅印本。

12.《秘传推拿妙诀》 明·周于蕃（岳夫）原撰,清·钱汝明（用晦）参订补遗。二卷，补遗一卷。成书于清乾隆四十一年（1776）。此书为钱汝明以周于蕃《小儿推拿秘诀》为蓝本修订增补而成。正文二卷多录自《小儿推拿秘诀》。钱氏在辑录的同时，还结合自己的临证经验加以考注发挥。如对于原作中男女三关六腑不一致提出质疑；并对推拿三关六腑的男左女右之说提出异议，径言："予每照男用。"作者还倡用吐法，认为"此法系除病第一捷径"。关于推拿次序，主张不论何病，先取面上，再取喉中，次于手中分阴阳，推三关六腑，然后辨证选穴推治。全书文字简明，图解清晰，除早期小儿推拿常见的图谱外，还绘有分阴阳等6幅推拿操作图。补遗一卷，为钱氏补入。首篇"保婴神术"，取自《小儿按摩经》，其余诸篇为18种小儿疾病的证因药治，基本无推拿内容。最后列"病机赋"等。现存三种清抄本，北京大学图书馆所藏抄本的影印本收入1998年中医古籍出版社《北京大学图书馆馆藏善本医书第二集》第12册；天津市图书馆藏有乾隆抄本；德国柏林国家图书馆藏清末抄本的影印本收入《海外中医珍善本古籍丛刊》第349册，其中"二龙戏珠""按弦走搓摩"两种复式操作法，以及若干脉图为北京大学藏本所无。通行本为1992年北京科学技术出版社王敬等点校《秘传按摩绝招》本。

13.《小儿科推拿直录》 清·钱懍村辑。成书于清乾隆五十八年（1793）。不分卷。钱氏1787年得其岳父亲录之《幼科推拿书》，1791年又得《推拿广意》，遂以上述二书为蓝本，合辑成《小儿科推拿直录》。对儿科诊断方法、小儿推拿的穴道、分部主治、手法操作做了简明阐述。"诸症推拿治法"部分，精要地列举了17种儿科病证的推拿治疗，突出辨证分型是其特点。全书繁简得宜，绘图精美，文字大多为歌赋体，通俗易懂。现存清乾隆五十八年（1793）钱氏（乐志堂）稿本。通行本为中医古籍出版社1987年和2016年《小儿推拿直录》影印本。

14.《推拿摘要辨证指南》 不著撰人。清·王兆鳌（字学汾，号汲古老人）重校。又名《推拿摘要》《儿科推拿摘要辨证指南》。收入清同治十二年（1873）重刻《妇婴至宝》第八卷。是书内容主要采自《推拿广意》卷上和卷中，图文均似，次序略更。现存清同治十二年昆山周文墨斋《妇婴至宝》刻本（八卷本）和清光绪二十三年（1897）《醒济撮要》刻本（八卷本）等。通行本为中国中医药出版社2016年《儿科推拿摘要辨症指南》校注本。

15.《按摩经》 著者佚名。不分卷。成书于清康熙三年（1664）以前，嘉庆二十二年（1817）又有人做了整理补充。序言有七言歌诀体七十二"神拿手法"，手法操作从头部始，至胸胁、肚腹、背部和下肢。有正面周身穴图和背面周身穴图，以及绞肠恶痧、霍乱暴病、霍乱转筋、异症、气凝血滞、怪症奇病、缠喉风症、时气流伏、小儿痞疾等病证的图文解说。书中多处记载了按压股动脉、锁骨下动脉、腹主动脉、胸肩峰动脉、腋动脉和腘动脉法，认为有发散四肢脉气、引邪热下降等作用。此外，足踏、脚蹬法也为他书所少载。后有少量小儿推拿内容。现存多种抄本。

16.《小儿推拿辑要》 清·周松龄（仙渠）撰，民国·宋乐天（无怀子）编。三卷。成书于清道光二十三年（1843），次年刊行。又名《推拿辑要》。上卷概述辨证之法，有保婴赋、入门审候歌、认症说、面部说、看眼定症诀、察色秘旨与闻法、问法、切法等内容；中卷分列各门病证，兼杂采治法，载述五脏虚实补泻论、各穴治法总诀歌及病证推拿治法；下卷条辨穴道指法，具体介绍诸穴部位、指法、主治病证，并附示意插图。现存 1933 年安东诚文信书局铅印本。

17.《修昆仑证验》 清·天休子撰。不分卷。成书于清道光二十六年（1846），次年刊行。书分"揉积论""修昆仑证验"和"晒说"三部分。主要论述自我按摩（"揉法"）消"积"的机理与方法。作者认为病根皆在于"气血凝结"之"积"，而消"积"之法，莫过于"揉"。"凡有积滞，无不宜揉""通则无积"。揉的部位，主要在头面部，尤以夹（颊）车为重点，其次有眉心、百会、目眦、耳门、山根、颧夹（颊）、海底（会阴部）。其主治病证有瘰疬、头痛、喉痛、肿痛疮疖、中风麻木、手足不仁、手足癣、喉痹、鼻渊、耳鸣、耳聋、目翳、咳嗽、冻疮、腰痛等多种，大多为作者亲身经验者。作者提出揉法"非但可以自治已病，并可以治病之未生"。在实施了几十年的揉法后，至作者 70 岁著书时，"从无脑晕头痛之病""旧疴悉除，耳目重明，手足便利，阳萎复起，秃发再生"。最后附以介绍日光浴的"晒说"，以为"揉法"之助。现存清道光二十七年（1847）汴城文峰斋刻本和济南府会文斋刻本。通行本为 1988 年中医古籍出版社《珍本医籍丛刊·陆地仙经》本。

18.《一指阳春》 清·罗友隆（坦庄）辑。不分卷。成书于 1691 年。内容有介绍小儿推拿基本手法的"展指十则"（推、拿、掐、揉、剽、截、擦、运、按、摩）和组合手法的"假名取义佐治手诀"；论述小儿生理病理的"权衡运气""症镜""症衡""变蒸歌""实症""虚症"；用于诊断的"认症作用次第""面部方位形色图""食指虎口三关筋纹形色备览""验证歌诀"；介绍推拿经络起止穴的"脏腑阴阳十二经络传注起止穴图""奇经八脉所起所至""掐手指端、足指（趾）端三阴三阳筋脉灵应图"；论述推拿治法的"拿法""吐法""泻法"；介绍小儿推拿特定穴的手足全身各穴"主治图"；有介绍推拿经穴主治的歌诀"各穴治赋""十一穴诀"；有小儿全身各部推拿套路（头面、手肘、胸腹、背脊、腿足）；有脏腑病证推拿操作法歌诀（心、脾、肝、肺、肾、大肠）；有推拿治疗歌诀"惊风牵掣搐搦头面手足治穴""真人传留应用症治歌诀""周身各穴通治歌诀""治诸般惊症痫法"（急惊风、慢惊风、慢脾风、吐、泻、伤寒热极、积食、鼻红、痰迷不省人事四肢不遂、黄肿、疟疾、痢症、噤口痢等）和"诸惊推揉兼用焠燋各症异同"；最后以"推拿行气始终条例"结束。现存两种抄本：一是清早期抄本，有清康熙三十年（1691）唐孙华序、孙以敬序和罗友隆自序；二是清道光二十九年（1849）朱传声抄本。

19.《保赤推拿法》 清·夏云集（祥宇、英白）撰。不分卷。清光绪十一年（1885）刊行。书前凡例，首释拿、推、掐、搓、摇、捻、扯、揉、运、刮、分、和 12 种小儿推拿常用手法，言简意赅；次述小儿推拿注意事项，包括修剪指甲、介质、次数、医德等，并附有《幼科铁镜》之"推拿代药赋"。正文首先描述开天门、分推太阴太阳、掐天庭至承浆以及揉耳摇头 4 法，主张推拿小儿皆应先用此 4 法以开关窍，然后辨证择用诸法。其次简介揉太阳等穴的手法操作及主治，并主张推毕各穴以掐肩井收功。所述 86 种小儿推拿常用操作方法中，以中指尖推到横门、横门刮到中指尖、掐中指甲、掐大指甲、捻五指背皮、刮手背、揉手背等法较有特色。现存清光绪十一年（1885）金陵育婴堂刻本等。

20.《推拿小儿全书》 清·徐宗礼（谦光）撰。不分卷。成书于光绪二年（1877）。前半部分为三字句歌诀体，后人所称"推拿三字经"即指这一部分。另有"推拿三字经序"和四言脉诀，并有推拿插图和操作方法等，内容比三字歌诀部分多。徐宗礼认为古书所载推拿皆适用于小儿，而人的经络气血，老幼没有本质的不同。只要根据年龄大小相应地调整推拿次数，小儿推拿法同样适用于成人。他主张4岁以下婴儿推拿3百次，小儿为3千次，16岁以上的成人可达3万次。主张无论男女一律推左手，强调独穴多推。除常见的小儿疾病以外，作者还根据当时的疾病流行情况，将推拿用于治疗霍乱、瘟疫、流行性腮腺炎、疮疡、肺结核、肾虚牙痛等病证。全书有40多个腧穴及手法图解，并附有"卓溪小儿推拿秘诀""十二经循行部位歌"和"四言脉诀"。现存清抄本及其照相本、1950年《徐谦光推拿全集》抄本。三字经部分记载于1965年山东中医学院推拿进修班《中医推拿学》讲义，1987年孙承南《齐鲁推拿医术》、1991年赵鉴秋《幼科推拿三字经派求真》、1995年台北自然疗法杂志社申振铃《徐氏推拿三字经补编》等。

21.《推拿述略》 清·余楙（啸松）编。不分卷。成书于清光绪十年（1884）。光绪十三年（1887）收入余氏自编之《白岳庵杂缀》。是书内容皆取自夏鼎《幼科铁镜》。余氏去其繁冗难信之辞，掇其简要易行之法，编成是书。全书文字不足2千字，配图4幅。主要叙述小儿推拿诸穴的操作法，无明清小儿推拿诸书常见的儿科诊断内容，亦无习见的歌赋。书中认为男女只有阴阳之别而无左右之分，主张男女皆推左手，但男女的三关六腑功效相反。现存《白岳盦杂缀医书五种》清光绪刻本。

22.《厘正按摩要术》 清·张振鋆（筱衫）撰。四卷。清光绪十五年（1889）刊行。又名《小儿按摩术》（1922年上海孚华书局、1922年千顷堂）。该书以明·周于蕃《小儿科推拿仙术》为蓝本，删其重复，正其错误，补其阙漏，重新修改而成，故名"厘正"。卷一为"辨证"。除望、闻、问、切四诊外，新增"按胸腹"一法。卷二为"立法"。辑录按、摩、掐、揉、推、运、搓、摇小儿推拿8种基本手法，并详细介绍汗、吐、下、针、灸、淬、砭、浴、罨、疏表、清里、解烦、开闭、引痰、暖痰、纳气、通脉、定痛、熨、咒20种治法的具体运用。卷三为"取穴"。介绍十四经穴和小儿推拿特定穴，以及推坎宫、推攒竹、双凤展翅等复式操作法。卷四为"列证"。介绍惊风、疳疾、呕吐、泄泻、寒证、热证、痢疾、咳嗽、痰迷、头肿、腹痛、黄病、肿胀、积聚、食积、痫证、火眼、脐风、鹅口、牙疳、重舌、喉痛、赤游丹等24种小儿常见病证的辨证、推拿和方药治疗。全书所辑文献，均注明出处。现存清光绪十五年（1889）邗上张氏《述古斋幼科新书》刻本等。通行本有1955年、1957年人民卫生出版社，1986年北京中国书店铅印本，1990年人民卫生出版社曲祖贻点校本，2000年中医古籍出版社影印述古斋刻本等。

23.《按摩十术》 明末·缥缈峰道士传，朱山人录，清·谢墉补。原载清乾隆十四年（1749）谢墉《听钟山房集》，民国·叶景葵（揆初）《卷盦賸稿·卷盦札记》转录并有评述。为道家秘传自我养生按摩法。全套功法共有运元、补脑、拭目、驻颜、明堂、扶吕、舒臂、息踵、启牖、漱泉十术。具体的操作法有摩囟门、枕骨，摩日月角；摩左右脑门；摩攒竹、丝竹空，摩眼眶，摩左右瞳子；摩颧髎、颊车；迭掌摩上腹部，摩乳，摩胁，摩脐；摩带脉，摩腰部，摩肩井、肩髃，摩脊椎；运动肩背骨脊，运肩；摩膝，摩脚心，摩腘，摩内外踝，摩会阴，摩囊两旁腿胯；摩耳，掩耳拔气，叩齿，鸣天鼓；摩齿根，搅海咽津等。现存 1961 年叶景葵《卷盦賸稿》铅印本。

24.《一指定禅》　撰人不详，"趾道人"抄录于清光绪二十年（1894）。不分卷。篇目有"析微总论""痧症误论""经络当明论""奇经八脉总论""十二经、十五络、科分等症各邪痧推、揉、缠诸法""脉决生死论""痧有十处""按腿湾筋色""凶痧""忌药""忌食""宜食物""周身穴道""诸症辨议""病后忌食""吐血时""五色五味""外症部位总论""复增补遗杂证"等。详细记载了痧症和外科等病证的一指禅推拿法。本书上半部分关于痧症的推拿与《痧症全书》（《晰微补化全书》）密切相关，下半部分的外科推拿内容与王洪绪《外科症治全生》有关。现存 1959 年、1961 年上海中医学院附属推拿学校据王纪松所献清抄本油印本。

25.《幼科推拿秘诀》　著者佚名。不分卷。成书年代未详。本书内容基本采自《幼科铁镜》。有头正面图、手掌正面图、手掌正面形、手掌背面图、三穴图（合骨、虎口、老龙）、左足图、身面图、身背图等小儿推拿图解。专篇介绍"恶核瘰疬"证治。最后收录"卓溪家传秘诀"和"推拿代药赋"。清抄本现藏于上海图书馆。

26.《十二度按摩图》　著者佚名。清人彩绘本。有 12 幅自我按摩导引图，包括宁神伏火法第一、壮精神法第二、运气法第三、散气消食法第四、鸣天鼓法第五、散毒法第六、养心法第七、理肾法第八、运血法第九、养血脉法第十、保真法第十一、理胃法第十二。均配有解说文字。原图藏中国医史博物馆。收入 1989 年中国书店《中国医史博物馆文物精萃》。

27.《推拿指南》　清·唐系祥（字元瑞，又字瑞芝）撰。六卷，附编一卷。成书于 1897 年，刊行于 1906 年。1910 年增补了第七卷。是书荟萃《推拿广意》《推拿精义》《推拿秘旨》《推拿活婴》《推拿活法》《小儿精义》《幼科铁镜》《存存汇集》《幼幼集成》《针灸便览》之精微，与祖传、自得之心法而成。前六卷论述小儿推拿。卷一总论，卷二穴道图像，卷三推拿代药赋、手法注释，卷四、卷五治法歌，卷六方药。附编卷七，将小儿推拿法用于疳、痨、气臌、膈噎、翻胃、呃逆、诸疮、疟疾、疮疡、眼疾等成人病证的治疗。现存清光绪三十一年（1905）南阳经元堂刻本、清宣统二年（1910）增补刻本《详注推拿指南》和 1921 年南阳同经书局重刻本《小儿推拿指南全书》。

28.《西洋按摩术讲义》　清末·丁福保编译，日本河合杏平原著。清宣统二年（1910）刊行。本书首次全面介绍了西方按摩术。第一编为总论，包括诱导篇、按摩之要约、技术之演习、按摩术手技和关节运动法等五章。第二编为各部位按摩术，包括四肢各筋之按摩法、关节按摩法、头部按摩法、颈部按摩法、躯干筋之按摩法、腹部按摩术、全身按摩术、按摩术禁忌症八章。附有人体表部位名称及彩色解剖图。现存 1910

年、1914 年上海文明书局《丁氏医学丛书》铅印本，民国北平国医学院油印本。

29.《一指禅推拿说明书》 民国·黄汉如撰，黄汉芸、黄一照校订。1913 年 6 月初版，上海一指禅推拿黄氏医寓印赠。本书至 1935 年已再版 14 次，以后再版时曾易名《推拿科说明书》。是书为黄氏普及推拿知识并介绍其推拿诊所的宣传资料。扼要介绍了一指禅推拿的源流及其与传统推拿法的区别，指出一指禅推拿除传统的按、摩、推、拿手法外，更以搓、抄、滚、捻、缠、揉为特色，一指禅推拿医师须习练内外功。将一指禅推拿的效能归结为诊治切实、奏效神速、攻补得宜。黄氏还回答了推拿能否医治异性患者等问题，并将推拿用于戒烟戒毒。现存南京东南印刷所铅印 1935 年 1 月第 12版、1935 年 10 月第 14 版，以及 1939 年《推拿科说明书》等。

30.《推拿精要保赤必备》 清·夏云集（英白、祥宇）原撰，民国·曹炜（芝文）补编。不分卷。又名《推拿精要》。1913 年成书，次年 2 月刊行。本书在夏云集《保赤推拿法》86 法之后，增补"推拿汇总"一篇，更名《推拿精要保赤必备》（版心题：推拿精要）。计补入发汗法、止汗法、治热症法、治寒症法、加热、加寒、使吐法、使泻法、止吐法、止泻法、治寒热往来、治惊法、治手足抽掣、治肚疼法、治小便法、补法、行气通窍、化痰法、治头痛法、治疟法、去食积法、治黄肿法、治咳嗽法、治痞块法、治饮食法、治肚起青筋法、治瘦弱法、治昏沉法、治霍乱法、治呕法、治气攻法、治气吼法、平肝和血法、治气痛法、治燥湿法、治粪白不变五谷不消法、和气血法、治闭结法、治转筋吐泻法、治风法、治面黄、治鹰爪惊法、治四肢无力法、开五脏六腑之秘结法、治眼赤色多泪法等 45 种治法。现存 1914 年铅印本。

31.《卫生按摩法》 民国·戈绍龙编译。1917 年刊行。一名《家庭卫生按摩法》。作者编译日本按摩书，介绍了适用于家庭保健的西方按摩术。第一编人身之构造及紧要诸器之机能，分六章介绍人体解剖及生理知识。第二编分四章介绍家庭卫生按摩（保健按摩）法。第一章按摩之沿革大意；第二章按摩手技，包括轻擦法、揉捏法、叩打法、强擦法、振颤法、关节运动法；第三章关于按摩之注意；第四章身体各部之按摩。全书有 25 幅插图。现存 1917 年上海有正书局铅印本。

32.《推拿易知》 中华书局编。系 1919 年中华书局刊行《医学易知》丛书之第12 种。主要内容摘自熊应雄《推拿广意》和夏鼎《幼科铁镜》。阐述推拿基础知识，为推拿入门读物。现存 1919 中华书局《医学易知》铅印线装本等。通行本为 1989 年天津市古籍书店影印本。

33.《幼科推拿讲义》 民国·阴庆元编辑。三卷。为 1920 年左右山西医学传习所授课讲义。卷上和卷中取材于《小儿推拿广意》。无下卷。后附吕生才《痘科述要》和《引种牛痘讲义》。现存约 1920 年中兴石印馆石印线装本。

34.《正骨秘法》 民国·刘闻一（次颜）口述，蒋云瑞（晓亭）编。二卷。1922年刊行。书口和版权页题"捏骨秘法"。为手法正骨专著。上卷论述头项、脊骨、胁骨、手骨、胳膊、肩臂、足骨、膝盖、胯骨、裆口各部的正骨理筋手法和"捏产妇交骨法"，下卷记载伤科方药。现存 1922 年河南商务印刷所铅印本。

35.《推拿卫生正宗》 民国·唐系祥（元瑞）撰。8 册。1925 年刊行。作者在

《推拿指南》的基础上，详加白话注释，增加卫生十段锦法（自我养生按摩法）和推拿医案，又命其孙唐文源绘推拿操作图，改名《推拿卫生正宗》。第 1 册有推拿卫生正宗序、卫生说、卫生十段锦法和医箴铭；第 2 册为穴道、问答、图像、手法图像、问答病证、手法歌；第 3 册即为原《推拿指南》的附编，记载成人病证的推拿。第 4 到 7 册介绍儿科病证推拿。第 8 册为推拿医案。本书虽主要论述小儿推拿法，但更重视在成人的应用，把推拿法作为卫生之法、强民之术。书中的推拿操作图，均为成人形象。现存 1925 年石印本。

36.《推拿抉微》 民国·涂学修（蔚生）编。1928 年刊行。四集。涂氏称在他亲见的小儿推拿著作中以《保赤推拿法》较佳，简明精纯，但认症用药俱属阙如，未尽美善，故取该书为蓝本，参用《推拿广意》等书详加注释，并引录《内经》条文及陈紫山、陈飞霞、夏英白、唐容川诸说，补以诊断用药诸法。第一集"认症法"，第二集"推拿法"，第三集"药剂法"，第四集"治疗法"。全书理法透彻，注释详明，推拿药物并施，务求实用。现存 1928 年上海千顷堂书局石印本。通行本为 2003 年浙江科学技术出版社陆拯主编《近代中医珍本集·针灸按摩分册》本。

37.《证道居士按导医效录》 民国·袁正道（初名静声，字达三，号证道居士）编。刊于 1929 年。主要内容为袁正伦（敦五）、袁正道的弟子辑录袁氏兄弟以"按导"术行医的医案。有"证道居士海上医榜记""证道居士医述""证道医廛弟子记"等。主张按摩之术应名为"按导"。现存 1929 年铅印线装本。

38.《推拿捷径》 民国·马君淑（字玉书，号耕心书屋主人）编。刊于 1930 年。又名《小儿万病自疗推拿捷径》《推拿捷径实验新编》。马氏以周于蕃《推拿全书》为蓝本，证之以 20 多年的临证心得，汇编成书。全书凡十节。第一节述人体解剖，附有图解；第二节述脏腑功用，亦绘图辅之；第三节言十二经络起止；第四节载有十二经脉之经穴分寸歌，图解均为小儿形象；第五节为"推拿代药骈言"；第六节为按、摩、掐、揉、推、运、搓、摇八法解义，以及小儿诸证的八法选择运用；第七节为"色诊歌"；第八节有"面部推拿次序歌""推拿头面各穴歌""手臂各部推拿次序歌""推拿指掌肢体各穴歌"等，均附以图示，各种推拿操作图与《推拿广意》相似；第九节为"惊风二十四症歌"；第十节有杂证须知和足部穴图。附刊"益世偶录"，提出"小儿及成年男女早夜如患急病，家人不谙推拿，不妨先用提刮""小儿不药比较服药似为有益"等观点。附有十二段锦功法。现存 1930 年上海马氏诊疗所发行上海勤业印书局铅印精装本。

39.《增图考释推拿法》 清·夏云集（祥宇、英白）原撰，民国·许敬舆（字公岩，号育庐主人）增释。二卷。1933 年刊行。许氏得夏氏《保赤推拿法》，但苦于不谙手法。后师事何子厚，每习一法，即于此书该法下增绘一图，并参校他本之异同，注于篇眉，而成是书。上卷为"推拿法"，阐述《保赤推拿法》86 种推拿操作法，每法均增绘一图，标明腧穴所在，或附以《推拿易知》等书异同之按语；下卷为"经穴部位考释"，分列 43 个小儿推拿常用腧穴的别名、定位、主治、针灸法。书中许氏之增释颇有创新，如指出《保赤推拿法》的推拿次第以"分阴阳"为先，认为小儿病证乃气血不和之故，但小儿诸证并非均是气血不和，故施术之初直以开窍始，而将"开天门"法列为推拿常例之首；又认为小儿百脉齐会于掌间而与成人有异，故小儿推拿"有不施于十龄之外之禁"，尤以注明腧穴所在的动静脉和神经分布为当时所罕见。现存 1933 年上海中医书局铅印本等。通行本为 1953 年、1955 年上海中医书局铅印本。

40.《黄氏医话》　民国·黄汉如撰，妻黄汉芸、子黄一照校订。上海一指禅推拿黄氏诊所初刊于 1933 年 12 月。前半部分为黄汉如（包括少量黄汉芸、黄一照）的推拿医话，后半部分为"报载摘录"，汇集了当时报刊对黄氏一指禅推拿行医的报道。附有病名索引。现存一指禅推拿黄氏诊所赠阅 1933 年华东印刷公司初刊铅印本和 1935 年南京东南印刷所第 4 版铅印本。

41.《保赤推拿秘术》　民国·彭慎（蕴公）编。1931 年成书，1934 年刊行。又名《保婴推拿术》《窍穴图说推拿指南》。全书四章。第一章"总论"，述儿科诊法与头面四肢腧穴；第二章"基本手术"，为小儿推拿基本手法；第三章"实用手术"，介绍 154 种单式操作手法；第四章"大手术"，阐述 33 种小儿推拿复式操作法，并以掐肩井作为结束推拿的"收诊法"。现存 1934 年上海百新书店《保赤推拿秘术》铅印本、1935 上海中国医学书局《窍穴图说推拿指南》铅印本等。

42.《按摩术实用指南》　民国·曹泽普撰，曹严淑华校。1933 年出版。作者将家传按摩经验与西方按摩术熔为一炉，强调按摩为至高无穷之术，将解剖知识融会于按摩术中。全书分 2 卷 15 章。上卷 7 章，详细介绍与按摩相关的人体解剖和中西医脏器生理知识；下卷第 8 章阐述中医脉法；第 9 章简介按摩禁忌证、按摩体位等基本知识；第 10 章图文并茂地介绍了开导式、启通式、收抚式、补气式、和络式、顺循式、推动式、拿复式、揉合式、捶击式 10 种按摩法；第 11 章为按摩疗法临床问答；最后 4 章介绍了煤气中毒、溺水的急救法，西洋按摩法，西药中毒的解救和肺病的呼吸疗法。现存 1933 年北平铅印线装本。

43.《按摩十法》　民国·赵熙（字缉庵，自号遁仙）撰。成书于 1934 年。主要论述摸、推、剁、敲、伸、活、抖、拿、广、意十种推拿手法，故名。作者主张"血病宜多摸，气滞宜多剁，筋缩不舒宜多伸，行动不利宜多活，骨节屈伸不利宜多抖，癥瘕积聚诸病宜多推，油膜障碍宜多拿，气道不顺宜多敲，闭结胀满宜多广，神志误用宜多意"。其中广法为一种双手复合操作，于经络上下各选一穴，以一手推摩一手敲打，或一手摸一手推，或一手推一手敲，有较好的运气通络作用。伸法是一种被动拉伸软组织的方法。活法主要是一类关节被动运动手法。意法指"以意通经，调和五志"，用以调和病人神志，治疗七情之病。另外还记载了催络别法和醒气法，均以手法结合气功。作者将针灸之理法应用于推拿，倡导"指针按摩术"。认为"按摩与金针无二理，知金针补泻者，即知按摩补泻""金针取效速而暂，按摩取效缓而时久""金针有不能尽刺之疾，又必赖按摩以辅之"。书后附 16 例成人和小儿推拿医案。通行本为 1986 年中医古籍出版社《针灸要诀与按摩十法》。

44.《华氏按摩术》　民国·杨华亭撰。成书于 1934 年。这是一部将近代东西洋医学科学知识与中国传统推拿古法相会通的推拿专著。所介绍的手法主要为揉旋法与摩抚法，尚有拇指按压法、骨节按压法和侧手扣打法等。另有一套全身各部推拿操作法，既可分部治疗，又可用于全身性推拿保健。是书所论推拿并不局限于小儿，亦适用于成人。其专篇介绍的病证有脐风、惊风、白喉、猩红热、麻疹、霍乱、鼠疫（后二证仅治以针、药）。书中涉及的推拿适应证还有头痛目眩、落枕、咽喉肿痛、胸胁烦闷、肋间疼痛、喘息咳嗽、肺炎、胸膜炎、痧疹、斑毒、消化不良、胃气痛、子宫病、背腰骶部疼痛等。稿本现藏中国中医科学院图书馆。

45.《按摩学举隅》 民国·钟吉倩撰。为中西医结合的成人按摩疗法著作。著有"神经衰弱""歇斯底里""癫痫"等病证的按摩治疗。按摩治疗取部位而不取腧穴，但有经穴的描述。现存 1935 年编者自行铅印本。

46.《按脊术专刊》 民国·谢剑新撰。1935 年刊行。简要介绍了西方按脊疗法。包括按脊术史略、"整治脊椎脱骨（脱位）"的治病原理、疾病与脊柱的关系、神经与脊柱病变、伤科推拿与按脊术的关系等。现存 1935 年苏州利苏印书社铅印本。

47.《西洋按摩术》 民国·紫霞居士编译。介绍西洋按摩术。第一章绪言；第二章按摩方法（轻擦法、揉法、强擦法、打法、振颤法、压迫法和运动法）；第三章按摩治疗法；第四章结论。现存上海新学书局 1936 年铅印本（第 3 版）。

48.《最新按摩术讲义》 民国·陈景岐编译，日本小川春兴原著。二卷。1936 年出版。正编分三章。第一章总论，介绍按摩之历史，术者之心得，按摩术之手技（有按抚法、揉捻法、叩打法、压迫法、振颤法、运动法）。第二章全身各部之按摩术，介绍肩背部、上肢、颈部、头部、腰部、下肢、腹部的按摩操作法。第三章按摩术之实地应用，介绍按摩治疗头痛、落枕、肩凝、腰痛、便秘、下肢疲劳、不眠症。续编分七章，介绍横卧按摩术、肘揉法、小川式运动法、适应症、病理治疗法、妊娠时按摩术、禁忌症之病理，附录有中西病名对照表。书中有大量按摩操作照片和图片。现存 1936 年宁波东方针灸学社铅印本。

49.《小儿百病推拿法》 民国·陈景岐编。1936 年出版。全书分上、中、下三编。上编"推拿要义"，叙儿科诊断方法和头面、手掌、足部的推拿要法，并载录"推拿代药赋"；中编"推拿诸法"，介绍推、掐、揉、运等基本手法和疏表、清里、开闭、通脉等 20 种治法，并叙述了开天门、分推太阴与太阳穴、揉耳摇头等 80 种操作法；下编"百病分门推拿法"，分述脐风、风证、呕吐、食积等 29 门病证推拿法，并有"诸病推拿手法歌诀"等，便于记忆。现存 1936 年 11 月上海中西医药书局铅印本。

50.《保婴神术》 民国·曾仲枢撰。1936 年刊行。小儿推拿专著。序言中有一套"推、拿、挫、开、放、收、补"的保婴按摩术，治疗小儿"发冷、发烧、内伤、外感……等症，须用此术，一摩就好"。正文主要是对这套按摩术的图文解说。有掌心穴图、推动手部之图、"拿摩面部七窍之图""挫击督脉总阳之图""开导任脉总阴之图""放通三阴降阴浊之气直达地中之图""收抚按摩逆回之图""补助血虚体弱使气布散周身之图"。另有 24 幅"灯火图"。现存 1936 年文宝斋石印本。

51.《推拿全书》 民国·李光僖编。不分卷。1939 年刊行。作者为西医，将家传《小儿推拿秘诀》重加修正，并参考其他推拿书籍，取长补短、增删汇集而成。叙述小儿病证的诊断与推拿治疗。现存 1939 年烟台医院发行烟台东华裕印刷局铅印本。

52.《儿科推拿法讲义》 民国·倪息庵编。为上海新中国医学院约 1936 年到 1940 年间的讲义。有 12 种推拿的"入手之法"（拿、推、掐、搓、摇、捻、扯、揉、运、刮、分、和）说明，初学应注意之点，施术代药赋，诊断法（指纹、脉法、察色），推拿部位图，"推拿入手施术法" 86 法。书后另有《儿科初生病讲义》。现存民国上海新中国医学院油印线装本。

53.《按导一得录》 民国·袁正伦（字敦五，号静修居士）撰。1940 年刊行。有自序、凡例、名家题词。第一部分人生说略，简述生理概要、病理概要、医理概要，第二部分按导纪要，为作者按导（按摩）行医的医案。现存上海商务印书馆 1940 年铅印本。

54.《推拿学讲义》 民国·戚子耀编。成书于 1941 年。作者 1941 年任上海培德儿科推拿医院院长，同时主讲于附设的上海培德儿科推拿专门学校，本书为其小儿推拿授课教材。现存 1941 年培德儿科推拿专门学校油印本。

二、其他有关推拿的医籍

1.《补要袖珍小儿方论》 明·庄应琪据徐用宣 1400 年《袖珍小儿方》校正补充而成。十卷。成书于明万历二年（1574）。为中医儿科专著。卷一论述儿科诊法和初生儿疾病处理方法，并有诊法图；卷二至卷七收录儿科方剂 600 余首；卷八专论痘疹的病证方药；卷九收录蔡维藩《小儿痘疹方论》和魏直《博爱心鉴》；卷十载小儿病证的针灸、推拿治疗。其中"秘传看惊掐筋口授手法论"专篇，为现存最早的小儿推拿专题文献。该篇首次论述了小儿推拿特定穴的定位、操作和主治；手法主要采用推擦法；主治病证为小儿惊风。全篇文字简朴，篇幅不大，反映了小儿推拿的雏形。现存明万历二年（1574）太医院校刻本和南京礼部刊本。

2.《万育仙书》 明·罗洪先（达夫）原撰，明末·曹无极（若水）增辑。二卷。成书于嘉靖四十四年（1565）。上卷"按摩目"，下卷"导引目"。"按摩目"专论小儿推拿。有"五指筋图""手六筋图""手背面图""斗肘图""脚穴图""手面五指图"和另外 3 幅无名手掌图，以及"黄蜂入洞"等 16 幅小儿推拿操作法图。"五脏六腑病证"歌、手足穴道主治、"马郎手掌歌""按摩症候诀""如常推拿法"等内容较有特色。详细论述了小儿疾病的诊断、推拿穴道、手法操作和主治病证。"导引目"为中医导引疗法专篇。现存主要版本有明末天爵堂陆氏刻本。中医古籍出版社 1986 年据此本影印。

3.《医门秘旨》 明·张四维撰。十五卷。成书于明万历四年（1576）。卷十一为"小儿科"。有"推拿掌法图""六筋治病法""治病脚法""看病之法"等小儿推拿内容。推拿所治病证，仅限于小儿急惊风。此书最早记载了"推拿"一词。现存日本宫内厅书陵部藏明同安张氏恒德堂刊本。通行本为 2002 年人民卫生出版社《海外回归中医善本古籍丛书》（第二册）肖永芝点校本。

4.《摄生要义》 明·王廷相（字子衡、浚川，号河滨丈人）编。收入明嘉靖三十六年（1557）《古今医统大全》。有存想篇、调气篇、按摩篇、导引篇、形景篇、饮食篇、居处篇、房中篇、四时篇、杂忌篇等十篇。其中按摩篇除自我养生按摩法外，还介绍了一套成人保健按摩套路——"大度关"法。现存明嘉靖三十六年（1557）陈长卿刻《古今医统大全》本、明范氏天一阁抄本、明万历二十年（1592）《寿养丛书》抄本、明万历三十一年（1603）虎林胡氏文会堂校刻本等。通行本为1987年中医古籍出版社《类修要诀（附摄生要义）》孙春芳点校本和多种《古今医统大全》排印本。

5.《幼科百效全书》　明·龚居中（应圆）撰。三卷。约成书于万历末年。卷上题"幼科急救推拿奇法"，专论小儿推拿疗法。有保幼心传说、家传秘法手诀、手指五脏六腑歌、断死生惊诀法、推法妙诀歌、手法治病歌、推拿手诀、诊脉要诀歌和度诸惊之法。另有掐手背穴法、掐手面穴法、手六筋、手五经、掐足诀、推脏腑之法、杂证、望闻问切总论、面色西江月、玄微锦经、看面断死生日期、观虎口三关脉纹、水镜要诀、辨指冷热歌、闻声音西江月、认小儿叹气歌、诊脉要诀歌、死症辨、变蒸论、五脏形症虚实相乘等。有推拿图谱9幅。卷中题"幼科分门症论"，述胎黄、夜啼、惊风等儿科病证的治疗。卷下题"幼科诸方总录"，收录200余方。卷末题为"保幼全书"。现存明崇祯十七年（1644）刘大易乔山堂刻本和日本元禄九年（1696）刻本。通行本为1993年中医古籍出版社《中医古籍孤本大全》明崇祯刘大易刻本影印本。

6.《医学研悦》　明·李盛春编。十卷。卷十为"附刻小儿推拿"。内容有论推拿之由、小儿无患歌、风气命三关说、看指定诀、形色部位歌、小儿正面之图、小儿五位之图、五脏六腑歌、论阳掌推拿、论阴掌推拿、论字说、手上推拿法、身中十二拿法、治男女诸般症候并治法、诸症候并推治法、杂证治法等。现存明天启六年（1626）呈祥馆周誉吾刻本和清康熙三十年（1691）刻本。通行本为1997年中国中医药出版社《明清中医临证小丛书》排印本。

7.《净发须知》　清·吴铎（希振）增订。二卷。成书于元代，辑录于明《永乐大典》卷一四一二五"剃"字条下，有《净发须知》二卷，但为剃发专著，并无按摩内容。清增订刻本下卷增入大量按摩内容，题《江湖博览按摩修养净发须知》。下卷主要论述保健按摩，包括美容和治疗内容，有按摩总诀、分部按摩歌诀、按摩招牌歌诀、全身经穴图、小儿推拿阴掌阳掌图等内容。本书详细记载了人体各部操作法，仅头部的按摩法就有抓动九宫、重按百会穴、张良进履、泛舟五湖四海、鞭敲山下鼓、鸣天鼓、撞动景阳钟、自印堂推至百会、回卷珍珠帘、太子分顶、横行天庭、揉丝竹空、揉摩耳后高骨、黑虎抱头、左右扭项、炮打襄阳城等法。现存清咸丰十年（1860）书业德记刻本、光绪二十年（1894）聚盛堂刻本、光绪二十一年（1895）三义堂刻本等多种刻本等。

8.《增补致富全书》　清·钟山逸叟增订。四卷。又名《增补致富奇书》《重订增补陶朱公致富奇书》《生产新法》。内容涉及谷蔬、花卉、药物、畜牧、农书、占候、诗赋、养生等。其中卷四《卫生至要篇》有推拿内容，包括按摩总诀、按摩背上要诀、先左手作、按摩头上诸穴、按摩面诸穴、按摩胸腹诸穴、按摩二足诸穴、却病要诀等，与《净发须知》按摩内容有关。另有十二段锦等道家养生内容。现存清康熙、乾隆刻本和 1934、1935、1936 年大达图书供应社《生产新法》铅印本等。

9.《幼科铁镜》 清·夏鼎（禹铸）撰。六卷。成书于清康熙三十一年（1692）。书中所录小儿推拿法均为作者家传或临床亲验，图穴亦经两代考索。对临床不效者，如"老汉扳罾""猿猴摘果"之类，均予删除。作者认为"用推拿就是用药味"，而作"推拿代药赋"。如以"推上三关，代却麻黄、肉桂；退下六腑，替来滑石、羚羊"。书中将"六腑"定在前臂内侧正中，"三关"定在前臂外侧正中；认为"脾土"不在指侧，而在大指正面；"肝木"的定位亦尊《小儿按摩经》设在无名指中节，而与大多数清代推拿著作设在食指不同。其他如主张男女八卦、三关、六腑俱在左手；推三关须推六腑以应之，推六腑须推三关以应之；推拿须在下午，不宜在早晨等观点，均成一家之言。现存多种清康熙刻本等。通行本有 1987 年中国书店影印本和 1958 年上海卫生出版社铅印本等。

10.《活幼珍传》 清·吴灿（云亭）编。不分卷。成书于雍正年间。一名《儿科医法珍传》。为儿科专著。目录有初诞法、开口法、护养法、初生儿看病法、服饵之误、撮口脐风、看五脏六腑定诀歌、看面定诀、看指定诀、看神色断生死、汗吐下说、汗法、吐法、下法、风气命三关说、调理小儿饮食、推拿小儿疾病、治经验活幼黄金散、启脾芦荟丸、清脾养胃汤、千金散内阁秘传、诀小儿五疳。小儿推拿内容较为简单。对小儿推拿的评价是"屡试屡验，去病如神，勿轻忽之"。现存清道光二十年（1840）铸月斋重刻本。

11.《济婴撮要》 清·吴灿（云亭）编。十七卷。成书年代未详。卷三收有摘自《幼科铁镜》的小儿推拿疗法和灯火燋法。现存清嘉庆元年（1796）重刻本《增订济婴撮要》等。

12.《针灸逢源》 清·李学川（字三源，号邓尉山人）撰。六卷。成书于清嘉庆二十二年（1817）。卷五有"手掌推拿图""手背推拿图""推拿杂病要诀""推惊总法"等小儿推拿内容。以指代针为本书推拿法特色。如"以掐代针"，取"印堂治一切惊风不语，颊车治牙关紧"。现存清嘉庆刻本等。通行本有 1987 年中国书店和上海科技出版社分别据清同治十年刻本影印本。

13.《医方辨难大成》 著者未详，题"文昌帝君飞鸾降撰"。三集 206 卷，卷首 1卷。成书于清道光二十四年（1844）。又名《医方辨难会纂大成》。上集的幼科 47 卷，有"附列小儿灯火推拿证治图"。有正面部位验色法论、验面部五色不治法论、脏腑主病推拿大法论、验虎口三关脉论法、验掌面推拿法论、验掌背推拿法论、验掌上面背诸穴让推拿法论、诸穴释义、十二手法诀、灯火推拿诸病证治图解全篇、小儿杂病推拿法等。现存清道光三十年（1850）四川巴州飞鸾亭刻本等。通行本为 2006 年上海中医药大学出版社马茹人等点校本。

14.《针灸菁华》 民国·韦格六（号贯一山人）编。二卷，附小儿推摩法一卷。1927 年刊行。现存 1927 年安庆同德医院铅印本。

15.《医卜星相百日通》 民国·上海国医学社、星命研究社编辑。又名《江湖医术秘传》。上下两册。上册十卷，包括花柳科、针灸科、祝由科、推拿科、痧气科、痘症科、痧子科、跌打科、马医科、牛医科。其中卷四专论小儿推拿。第一章辨症；第二章手法，论述按、摩、掐、揉等推拿手法和疏表、清里、开闭、引痰等推拿治法；第三章取穴；第四章介绍了惊风、疳疾、痢疾、咳嗽等24种儿科病证的推拿治疗。下册包括卜易、拆字、星命、风水、相法等。现存1935年11月上海中央书店第3版铅印本。

16.《七十二种急慢惊风救治法》　民国·陈景岐编。1936年出版。附录为"推拿要义图说"，内容包括察色、五种视法、关于惊风之面上诸穴歌、五指冷热歌、小儿脉法歌、推法、拿法、看额脉、推拿手部之次第、推拿面部之次第、各种推拿法图说、脏腑歌。现存1936年上海大通图书社铅印本等。

17.《中国针灸医学》　民国·尧天民撰。全书四册。1936年刊行。第四册包括第五篇小儿推拿法和第六篇国医外科药物学。第五篇第一章绪言，第二章审病，第三章手法（推法、拿法、揉法、掐法、摩法），第四章主治（脐风、惊风、诸热、伤寒、呕吐、泄泻痢、疟疾、咳嗽、痞疾、痫疾）。现存1936年四川中国针灸医学社铅印本。

18.《新国医讲义教材》　民国·天津国医函授学院编，成书年代未详。其中"按摩术科"包括三部分：一是中国按摩术，包括开豁施术法、伸舒施术法、顺回（施术法）、益气施术法、活血施术法、迁挪施术法、正骨施术法、旋转施术法、震动施术法。二是西洋按摩论，包括适应症、禁忌、施术之准备、术式（轻擦法、强擦法、揉捏法、叩打法、振颤法、关节运动及反抗运动）。三是小儿推拿法、包括揉中脘、揉涌泉、揉膻中、风门、掐五指节、拿仆参穴、揉天枢、掐解溪、拿委中、拿承山、黄蜂入洞、按弦走搓摩、猿猴摘果、揉脐及龟尾并擦七节骨、总收法。现存1937年左右天津国医函授学院《新国医讲义教材——花柳科、解剖科、正骨科、按摩科、精神科、针科合订册》铅印本。

思考题

1.《内经》对按摩（推拿）有何贡献？

2.《素问·玉机真脏论》提出的按摩禁忌证主要有哪些，对当今推拿临床有何启发？

3.《备急千金要方》中治疗急性腰痛的按摩（推拿）操作有何特色？

4.《圣济总录》对按、摩的作用是如何区分的？

5. 为何明清推拿文献以小儿推拿为主？如何评价明清推拿的兴衰？

6. 根据现有文献，小儿推拿有何学术特点？

7. 民国推拿著作有何特点？

8.《小儿按摩经》有何学术价值？

9.《按摩十术》与《按摩十法》各有何特点？

第二章　**推拿通论** ▷▷▷▷

第一节　推拿的名称及别名

一、按摩

【原文】按摩：上安旦反[1]，摩字取去声。凡人自摩自捏，申缩手足，除劳去烦，名为导引。若使别人握搊[2]身体，或摩或捏，即名按摩也。（唐·慧琳《一切经音义·卷十八·大乘大集地藏十轮经卷第二》）

【注释】

[1] 反：反切。古汉语注音方法，用两个汉字来注另一个汉字的读音。两个字中，前者称反切上字，后者称反切下字。被切字的声母与反切上字相同，被切字的韵母和字调与反切下字相同。

［2］握搦（nuò）：握持。

【按语】这是唐代对按摩与导引的定义。

【原文】形乐志苦[1]，病生于脉，治之以灸刺；形乐志乐，病生于肉，治之以针石；形苦志乐，病生于筋，治之以熨引[2]；形苦志苦，病生于咽嗌，治之以百[3]药；形数惊恐[4]，经络不通，病生于不仁[5]，治之以按摩醪药[6]。是谓五形志也。（《素问·血气形志》）

【注释】

［1］形乐志苦：指身体安逸而情志忧苦。形指形体，志指神志。下文的形苦指身体劳苦，志乐指情志愉悦。

［2］熨引：热敷法和导引术。

［3］百：《甲乙经》作"甘"。

［4］形数（shuò）惊恐：指体虚而常常惊恐不已。数，屡屡，常常。

［5］不仁：肌肤麻木而没有知觉。

［6］醪（láo）药：醪醴，中药剂型之一，即药酒。

【按语】作为手法医学的"按摩"一词，最早出现在《内经》中。除了本文所引外，还有《灵枢·九针论》。而《素问·调经论》中的"按摩勿释"，则是指具体手法。

二、按跷

【原文】中央者，其地平以湿，天地所以生万物也众。其民食杂而不劳，故其病多痿厥[1]寒热，其治宜导引按跷[2]。故导引按跷者，亦从中央[3]出也。（《素问·异法方宜论》）

【注释】

［1］痿厥：肌肉萎缩和下肢逆冷。痿，指痿证，多指肌肉萎缩。厥，通"蹶"。《素问·五脏生成》："（血）凝于足者为厥。"王冰注："厥，谓足逆冷。"

［2］导引按跷：王冰注："导引，谓摇筋骨，动支节。""按，谓抑按皮肉；跷，谓捷举手足。"

［3］中央：指当时中国的中原地区。

【按语】对按跷的解释，历代医家有所分歧。如按跷合解，则按跷为按摩的别名。按与跷分而解之，则按指刺激性按摩手法，跷为关节运动类手法。跷还有一说为踩跷。

【原文】《素问·金匮真言论》曰："春善病鼽衄，夏善病洞泄寒中，秋善病风疟，冬善病痹厥。故冬不按跷，春不鼽衄，春不病颈项，仲夏不病胸胁，长夏不病洞泄寒中，秋不病风疟，冬不病痹厥、飧泄而汗出也。"启玄子王冰注云："按谓按摩，跷谓如跷捷者之举动手足，是所谓导引也。然扰动筋骨，则阳气不藏。春阳气上升，重热熏肺，肺通于鼻，病则形之。故冬不按跷，春不鼽衄。鼽谓鼻中水出，衄谓鼻中血出。"又于"冬不病痹厥"下注云："此上五句，并为冬月按跷之所致也。"治曰：王冰谓按蹻为导引则然，谓四时诸病皆由冬月按蹻所致则不然。"冬不按蹻"下必多有脱误，第后人弗思耳。且上文"春善病鼽衄"，至"冬善病痹厥"，所谓善病者，谓每一时多有此证也。继云"冬不按蹻，春不鼽衄"，至"冬不病痹厥"，文势全不相属，而据谓四时之病皆由冬月按蹻而得，无此理也。夫按蹻之术，以常人推之，能知者百一，其能行者又百一。果按蹻而病，盖万一而有此病也。在万人之中，其九千九百九十有九由不解按蹻悉获安康，其一人独以按蹻之故，遂得四时诸病，则按蹻者，非吉祥之道，乃杀人之具也，何为古先贤达传之天下后世耶？夫户枢之不朽，以旦夕之开阖也。流水之不腐，以混混而常新也。诎信俛仰[1]以利形，进退步趋以实下，不云动作按摩有以伤生也。故道家者流，多说熊经鸟伸龙攫虎搏之效，而华佗常以五禽之戏为将摄之方，初无冬夏之别也。又隋世巢氏作《病源》数十卷，每论一证，必处以导引一术，亦未尝以"冬不按蹻"为主也。按本经《血气形志篇》曰："形苦志乐，病生于筋，治之以熨引。形数惊恐，病生于不仁，治之以按摩。"又《奇病论》曰："息积不可灸刺，积须导引服药，药物不能独治。"此皆详明按蹻之益，亦不说三冬不得为之也。王冰作注，辄立此说者，必以为本经《四时调神大论》有曰："冬三月，是谓闭藏，水冰地坼，无扰乎阳，去寒就温，无泄皮肤，使气亟夺。"既据此说，复见"冬不按蹻，春不鼽衄"之文，故云："扰动筋骨，则阳气不藏，春阳上升，重热熏肺，肺通于鼻，病则形之。"此真误矣。且鼽衄之证，犹得以强言之，若其下文春病颈项，夏病胸胁、洞泄寒中，秋病风疟，冬病痹厥，岂尽为重热熏肺而然乎？而冰一主于冬月按蹻所致，是决不可信者也。按本经《生气通天论》云："春伤于风，夏乃洞泄。夏伤于暑，秋为咳疟。秋伤于湿，冬为痿厥。冬伤于寒，春必病温。"由是而言，春夏秋冬，无论启闭，政宜随时导引，以开通利导之，但勿发泄，使至于汗出耳。窃疑本经当云："冬不按蹻，春不鼽衄，或病颈项。春不按蹻，仲夏必病胸胁，长夏必病洞泄寒中。夏不按蹻，秋必风疟。秋不按蹻，冬必痹厥。"其"飧泄而汗出也"一句，"飧"字当析之为"勿令"二字。如此则辞旨俱畅，可为通论矣。大抵导引，四时皆可为之，惟不得劳顿至于汗出而已。苟劳顿至于汗出，则非徒无益，或反以致他疾，不特于闭藏之时为不可，虽春夏发生长育之时亦不可。王太仆不悟本经舛漏，坚主冬不按蹻，谓按蹻则四时皆病，盖为纸上语所牵而肆为臆说也。利害所系甚重，予于是乎有辨。（《敬斋古今注·卷之二》）

【注释】

[1] 诎（qū）信俛（fǔ）仰：《汉书·卷六十四·王褒传》："何必偃卬诎信若彭祖，呴嘘呼吸如侨松。"颜师古注："信读曰伸。"王先谦补注曰："偃卬屈信者，熊经鸟伸，若五禽之戏也。"诎信，同"屈伸"。俛仰，俯仰。

【按语】此文针对王冰等对《素问·金匮真言论》"冬不按蹻"的误解而论，结论是"导引四时皆可为之"。

三、推拿

【原文】推拿掌法图（见图 2-1）。（《医门秘旨》）

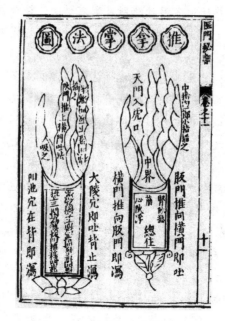

图 2-1 　《医门秘旨》推拿掌法图

【按语】明代张四维的《医门秘旨》成书于 1576 年，在第十一卷小儿科中最早记载了"推拿"一词。并且有"天门入虎口""板门推向横门""横门推向板门""推上三关""退下六腑"等小儿推拿操作法，手法以拿、掐为主。

【原文】一小儿得真搐，予曰不治。彼家请一推拿法者掐之。其儿护痛，目瞪口动，一家尽喜。再观儿斜视，彼曰看娘。儿口开张，彼曰寻娘乳吃。予叹曰：误矣。睛子转晴，谓之看娘；急口开张，谓之寻乳，皆死证也。其夜儿果死。（《幼科发挥·卷二·慢惊有三因》）

【按语】万全为明代儿科名医。《幼科发挥》刊行于 1579 年。本文提到的"推拿"是明代较早对"推拿"的记载之一。在万全其他的儿科著作中还出现了"拿捏""拿法""掐拿法"等小儿推拿名称。

【原文】导引，谓摇筋骨，动支节，以行气血也。按，捏按也。蹻，即阳蹻阴蹻之意。盖谓推挐[1]溪谷蹻穴以除疾病也。病在肢节，故用此法。凡后世所用导引按摩之法，亦自中州[2]出也。（《类经·十二卷论治类》）

【注释】

[1] 挐：《说文解字》："挐，持也。从手，奴声。"后作"拿"。《康熙字典》："拿，俗挐字。"

[2] 中州：河南省的古称。

【按语】张介宾将按蹻作动宾结构解释，与《素问·异法方宜论》的原意有出入。

【原文】推拿为按摩术之别名……法能舒筋肉、利关节。凡气血失于流畅者，或小

儿停滞，俱相宜。（民国·胡海鳌《医学举隅·卷六·医评》）

【按语】按摩科在明代中后期已被政府取消，故本文有"推拿为按摩术之别名"之说。

【原文】按摩一法，北人常用之。曩[1]在京师，见直隶满洲人，往往饮啖[2]后，或小有不适，辄用此法。云能消胀懑、舒经络，亦却病之良方也。南人专以治小儿，名曰"推拿"。习是术者，不必皆医。每见版锓[3]"某某氏推拿惊科"悬诸市。故知医者[4]略而不求，而妇人女子藉为啖饭地也。（《厘正按摩要术·陈桂馨序》）

【注释】

[1] 曩（nǎng）：从前，过去。

[2] 啖（dàn）：吃。

[3] 锓（qǐn）：雕刻。

[4] 知医者：知晓医道的人。清《晰微补化全书》李家鳌序："但传写屡更，不无疑误，鳌非知医者，不敢不仍其旧。"

【按语】推拿与按摩的南北地域差异在清代就已形成。北方多称按摩，南方则称推拿。

四、乔摩

【原文】黄帝曰：余受九针于夫子，而私览于诸方，或有导引、行气、乔摩、灸熨、刺焫、饮药之一者，可独守耶，将尽行之乎？岐伯曰：诸方者，众人之方也，非一人之所尽行也。（《灵枢·病传》）

【注释】

[1] 乔摩：按摩的别名。乔，通"挢（jiǎo）"，《说文》："举手也。"

[2] 焫（ruò）：烧灼的意思。《素问·异法方宜论》王冰注："火艾烧灼，谓之灸焫。"

【按语】两千多年前的《黄帝内经》已将按摩与针灸、熨、药物治疗等疗法并列，作为防病治病的独立方法。

五、指针

【原文】指针，按摩术也，载在《内经》而其法失传，故后世鲜有深明其用者。其实按摩诸术，与金针之迎随补泻无二理。人身三百六十五骨节，十二经络，以及奇经八脉，各有交会起落、上下升降之路。人必深知经络脏腑气血往来顺逆之道，而后能以手运气，以指代针，闭者为之开，聚者为之散，有余者损之，不足者益之也。且按摩与金针并行不背，金针取效速而暂，按摩取效缓而时久。分言之曰金针，曰按摩，合言之，则用金针者不能离按摩，行按摩者不能背金针。二者兼施并用，但视病情何如耳。未用金针前先施按摩，以活动其气，而针之行气愈灵；既用金针后再施按摩，以继行其气，而针之收效愈速。是按摩诸法，实为未用金针前之先导，又为既用金针后之继援也。杨继洲《针灸大成》书内附小儿推掐各法，过为简单，其他诸书所载按摩诸法，亦多半为医治小儿之用。其实按摩诸法，大人小儿，无不可施，虚劳实积，亦皆可用，若谓专为医治小儿而设，浅矣。

指针一科，手法虽多，约言之，不外摸、推、刡、敲、伸、活、抖、拿、广、意十法。血病宜多摸，气滞宜多刡，筋缩不舒宜多伸，行动不利宜多活，骨节屈伸不利宜多抖，癥瘕积聚诸病宜多推，油膜障碍宜多拿，气道不顺宜多敲，闭结胀满宜多广，神志误用宜多意。有宜用一二法者，有宜用兼施并用者，但视病情若何，法难豫拘。分言之，曰指气，曰指穴。合言之，则指气不离乎穴，指穴而气随之，一而二，二而一者也。今试将指气指穴，分别言之：

（一）指气

指气者，以指着穴，施行手法，行气行血也，通活十二经络。十二经络气血壅滞，则以指开之，十二经络气血不足，则以指补之。一经病者，指行一经之气血，数经病者，指行数经之气血。

（二）指穴

指穴者，以按摩周身之穴，通干脉与支脉，运行五代，通达周身奇经八脉。五代者，指皮、肉、血、筋、骨五者言也。（《按摩十法·指针按摩术》）

【按语】本文的指针是推拿疗法的别名。

第二节　源　流

一、《内经》选拔按摩人才

【原文】雷公问于黄帝曰：《针论》曰：得其人乃传，非其人勿言。何以知其可传？黄帝曰：各得其人，任之其[1]能，故能明其事。雷公曰：愿闻官能[2]奈何？黄帝曰：明目者，可使视色[3]。聪耳者，可使听音[4]。捷疾辞语[5]者，可使传论[6]。语徐而安静，手巧而心审谛[7]者，可使行针艾，理血气而调诸逆顺，察阴阳而兼诸方[8]。缓节柔筋而心和调者，可使导引行气。疾毒言语轻人[9]者，可使唾痈咒病。爪苦手毒[10]，为事善伤者，可使按积抑痹。（《灵枢·官能》）

【注释】

[1] 其：犹"以"也。

[2] 官能：指用其所能，量能用人，即前文"任之其能"也。闵士先曰："官之为言司也，言各因其所能而分任之，以司其事，故曰官能。"官，通"管"，管理，任用。《管子·海王》："唯官山海为可耳。"郭沫若等集校引马元材云："'官'即'管'字之假借。"《荀子·天论》："如是则知其所为，知其所不为矣，则天地官而万物役矣。"杨倞注："言圣人自修政则可以任天地役万物也。"

[3] 视色：即中医诊法之望诊。

[4] 听音：即中医诊法之听诊。

[5] 捷疾语辞：指应对敏捷、能言善辩。《古今医统大全·卷七·针灸直指》作"捷辞疾语"。"捷疾"又作"捷给"。

[6] 传论：传达言论。张介宾《类经·十九卷针刺类》云："如开导、劝戒、解疑、辩正之属，皆所谓传论也。"

[7] 审谛：详尽仔细。杨上善注云："妙察机微"。张介宾注云："心审谛者精思详察无遗。"

[8] 兼诸方：兼用各种治疗方法。《灵枢·病传》："诸方者，众人之方也，非一人之所尽行也。"

[9] 疾毒言语轻人：指说话刻薄，出口伤人。张介宾注云："人之恶口毒舌者，亦由禀赋，诸无所利而独利于唾咒疾病。"《东观汉记·光武帝记》："（李伯玉兄弟）父为宗卿师，语言谲诡，殊非次第。尝疾毒诸家子，数犯法令。"

[10] 爪苦手毒：指按摩医生所应具备的手部生理条件。有二解：一是手狠。主要指有力。二是手热。明·方以智《通雅·卷十八·身体》："手毒：手心热者。黄帝医书有《官能》之篇，曰疾毒言语轻人者，可使唾痈咒病。爪苦手毒，为事善伤者，可使按积抑痹。各得其能，其名乃彰。何子元曰：手毒可使试按龟，五十日而龟死；手甘者复生。盖人手心有火，故能运脾助暖，有极热者按物易化。"清·陆凤藻《小知录·卷四·形体》"手毒"条亦云："手心热者曰手毒。"明代《修真捷径之导引术》（作者佚名）之"按脘摇腹"法，有"运动掌心火，搓摩肠腹利"句，可作"手热"解之参考。

【按语】《内经》时期对各科医生的选拔标准因人而异。对按摩人才的生理条件强调"爪苦手毒"，并有具体的考核方法。

二、隋唐按摩科设置

【原文】按摩博士一人，从九品下（崔寔[1]《政论》云："熊经鸟伸，延年之术。"故华佗有六禽之戏[2]，魏文有五捶之锻。《仙经》云："户枢不朽，流水不腐。"谓欲使骨节调利，血脉宣通，即其事也。隋太医有按摩博士二十，皇朝因之。贞观中减置一人。又置按摩师、按摩工佐之，教按摩生也）；按摩师四人；按摩工十六人（隋太医有按摩师一百二十人，无按摩工。皇朝置之）；按摩生十五人（隋太医有按摩生一百人，皇朝武德中置三十人，贞观中减置十五人也）。按摩博士掌教按摩生以消息导引之法以除人八疾。一曰风，二曰寒，三曰暑，四曰湿，五曰饥，六曰饱，七曰劳，八曰逸。凡人支节腑脏积而疾生，导而宣之，使内疾不留，外邪不入。若损伤折跌者，以法正之。（《唐六典·卷十四·太医署》）

【注释】

[1] 崔寔（shí）：约103—约170年，字子真，一名台，字元始，涿郡安平（今河北安平）人。东汉后期政论家。曾任郎、五原太守等职。著有《政论》五卷。

[2] 六禽之戏：西汉·刘安的《淮南子·精神训》记载了"熊经、鸟伸、凫浴、蝯（猿）躩、鸱视、虎顾"六种仿生导引术名，被后世称为"六禽戏"。

【按语】唐代正骨属于按摩科管辖，本段文字讲明述了隋唐按摩科的人员配置，但《唐六典》《新唐书》《旧唐书》的记载互有出入。

三、小儿推拿的起源

【原文】推拿之书，非金函石室之秘，亦非岐黄《内经》之传，然遇哑症（古人谓幼科为哑科），得能手治之，无不效捷桴鼓[1]，如响斯应。其术之传，昉[2]自弘治[3]年间，楚藩诞育兴世子[4]，储龙[5]在抱，惊风危急，国母忧祷，上苍感格。天帝敕令太白金星临凡救济，显化马郎[6]，揭榜文进王府，立救潜邸[7]无恙。后因武宗[8]乏嗣，迎继大统，是为世宗[9]皇帝。而马郎先生显赫当时，遂授仙术于内廷，普救婴孩于区宇。友人黄贞甫，好学博览之士，游于襄阳，获交赵公。公宠遇之，授此秘术，口受心传，一字无隐。遂精心研究，默悟详明，次第施为，斟酌准度，上穷天纪，下极人常，运阴阳，通经络，无烦药饵，手到病除，其所活婴孩，奚啻[10]恒河沙数[11]？且无秘吝之色，凡遇同心好德者，辄倾囊相授，以广其好生之量。盖仁人君子用爱之心，诚足以广其惠于万万世也。时泰昌元年[12]岁次庚申八月中秋日，桐庐壶天逸叟题。（《推拿秘旨·壶天逸叟序》）

【注释】

[1] 效捷桴鼓：疗效像鼓槌敲鼓那样响应迅捷。

[2] 昉（fǎng）：起始。

[3] 弘治：明孝宗年号，1488—1505 年。

[4] 世子：古代天子、诸侯的嫡长子或儿子中继承帝位或王位的人。《三国演义》第七十二回："操与众商议，欲立植为世子。"

[5] 储龙：未来的皇帝。

[6] 马郎：明代名医，以擅长小儿推拿而闻名。著有《马郎按摩》（佚，书名见《万寿仙书》自序）。《万育仙书》有"马郎手掌歌"（《小儿科推拿直录》称"马郎捷径手法歌诀"）。

[7] 潜邸：原指皇帝即位前的住所。此借指后来的明世宗皇帝。宋·郭若虚《图画见闻志·卷三·纪艺》："太宗在潜邸，多访求名艺，文进遂往依焉。"

[8] 武宗：明武宗朱厚照，1506 至 1521 年在位，年号正德。

[9] 世宗：明世宗朱厚熜（cōng）。明宪宗之孙，明孝宗侄，兴献王朱祐杬之子，明武宗的堂弟。1521 年明武宗驾崩，因无嗣，其堂弟朱厚熜继承皇位。1522 至 1566 年在位，年号嘉靖。

[10] 奚啻（xī chì）：何止，岂但。《吕氏春秋·当务》："跖之徒问于跖曰：'盗有道乎？'跖曰：'奚啻其有道也。'"

[11] 恒河沙数：比喻数量多到像恒河里的沙子那样无法计算。本为佛经用语。恒河，南亚大河。

[12] 泰昌元年：1620 年。

【原文】哑症之难治，不徒揣度病情已也。良医治疾，必攻腠理，汤药可及，病乃易治。童子何知，药饵在前，则畏之如虎，视之如仇，避之如恐弗及，一勺不容入口，又安望疾之瘳耶？若此则推拿之法尚矣。疗病不以汤液，以身使臂，以臂使指，一举手之劳而病遂霍然，孩提无苦口之患，虽技也而近乎神。其法相传，肇自[1]明季[2]，长庚[3]幻化，救护潜龙[4]，秘术始显。此齐东野人语也，想亦习是术者穿凿附会，过神其说，以耸听闻，反致无稽失实。鉥斋族叔得此书于笠泽渔隐，珍秘箧笥[5]，不轻示人。知予有嗜书之癖，出以相示。予见其绘图立说，备极详明，因向借归。惜乎覆瓿[6]之余，书缺有间，立说则未免混淆，绘图则仅存形似，不能豁然于心目之间。爰竭鄙愚[7]，罔揣谫陋[8]，诠次后先，缩摹图说，殊费苦心，阅月竣事，心手交瘁，聊叙数语，亦以见钞书佣之不易为云。嘉庆十五年岁在庚午夏六月朔日，平江撷芸徐赓云题于味义根斋。（《推拿秘旨·徐赓云序》）

【注释】

[1] 肇自：始于。汉·班固《西都赋》："肇自高而终平，世增饰以崇丽，历十二之延祚，故穷泰而极侈。"

[2] 明季：明末。

[3] 长庚：黄昏时出现在西方天空的金星的名称，亦称"太白"。《诗·小雅·大东》："东有启明，西有长庚。"

[4] 潜龙：比喻圣人在下位，隐而未显。义同上文之储龙、潜邸。《旧唐书·文苑传上·谢偃》："勿忘潜龙之初，当怀布衣之始。"

[5] 箧笥（qiè sì）：藏物的竹器。

[6] 覆瓿（bù）：亦作覆酱瓿、覆瓮。喻著作毫无价值或不被重视，只好用来盖酱瓮酒坛。亦用以表示自谦。宋·陆游《秋晚寓叹》诗之四："著书终复瓿，得句漫投囊。"

[7] 鄙愚：鄙陋愚昧。多用为自谦之词。汉·荀悦《汉纪·哀帝纪下》："下言而当，则以为胜己；不当，贱其鄙愚。"

[8] 谫陋（jiǎn lòu）：浅陋。

【按语】 这两段是关于明代小儿推拿起源的一种早期传说。《推拿秘旨》稿本现藏上海交通大学医学院图书馆。

四、《厘正按摩要术》成书经过

【原文】 岐黄疗病之法，针灸而外，按摩继之，尚矣。后世失其传，而易为推拿之说。每见野叟老姬，不知经络为何，穴道为何，表里寒热虚实病证为何，温、清、补、泻、汗、吐、下、和治法为何，而概以随手推抹，名曰"抹惊"，或妄灌以自制丸散，以致小儿夭枉无算，恻然心伤。窃念小儿脏腑柔脆，一触风寒暑湿燥火之气，或痰滞，或食积，最易惊厥，是为"急惊"，吴鞠通所谓"客忤痉"也。其重者有慢惊一证，应如何辨证，如何治法，此余所惴惴[1]焉不克[2]胜任者。方脉一科，望、闻、问、切，秦越人谓为神、圣、工、巧。前贤临证，所重在问。苏内翰东坡云：我有病状，必尽情告医，我求愈病耳，岂以困医为事哉？脉理深邃，变化多端，按二十七部脉，即以定千变万化之证，谈何容易！且仲师有"从脉不从证，从证不从脉"之论，尤须有灵机活法。今昔所嘅[3]以为难也。况小儿昔称"哑科"，脉无可切，证无可问，即仅以望闻得之。神圣之事，岂末俗庸流所能望其项背者。然辨证虽难，而又不得不辨，辨而后，又不得不设法以治也。国初龚云林《推拿全书》，图注不明，无门可入。夏禹铸《幼科铁镜》，亦略有可采，汲汲[4]焉求按摩之术而未获者。京江张心樵先生，抱利济[5]之怀，溷迹[6]廛市[7]，搜访方书。因见族弟地山善推拿，立起沉疴。始则婴儿，继则男妇，治无不效。秘其术，不一传。既美之而又恶之。美其术之精，恶其术之吝也。不幸干[8]造物之忌，地山遂殁。先生托族谊寓[9]其家，遍翻架上书，得《推拿秘诀》二册，归而录之，藏二十年以待识者厘定，传世兼济世也。丁亥夏，以所录者谆谆属余任是役。自首至末，凡五阅，始悉此书乃明万历楚人周于蕃所著《推拿要诀》，付梓者三，但次序错乱，辞语鄙陋。《传》曰："言之无文，行而不远。"以故坊间不多见，原本寖失[10]，只留抄本于先生之族，因以善其术。先生七十矣，促余蒇[11]其事，以偿其愿。余不敢辞，乃于重复者汰之，繁芜者删之，颠倒者理之，俚俗之易之。更博采旁搜，附会以明之，颜曰《厘正按摩要术》，一志其原，一补其阙[12]也。编次以辨证为先，立法为后。历半载而就，以应先生之命。且以先生慈惠居心，《书[13]》曰："惠迪吉。"《易[14]》曰："积善余庆。"为先生操左券[15]焉。谨志其颠末[16]如此。时维光绪十四年戊子冬月，宝应惕厉子张振鋆原名醴泉筱衫题于邗上旅次。（《厘正按摩要术·自序》）

【注释】

[1] 惴惴（zhuì）：忧惧戒慎貌。《诗·小雅·小宛》："惴惴小心，如临于谷。"《魏书·阳固传》："心惴惴而栗栗兮，若临深而履薄。"

[2] 克：能够。

[3] 嘅（kǎi）：感叹。

[4] 汲汲（jí）：急忙，急迫。

[5] 利济：救济，施恩泽。

[6] 溷（hùn）迹：亦作"混迹"。谓使行踪混杂于大众间。

[7] 廛（chán）市：商肆集中之处。此指民间。

[8] 干（gān）：干犯，抵触。

[9] 寓（yù）：同"寓"。寄居。

[10] 寖（jìn）失：逐渐失去。清·俞樾《春在堂随笔·卷六》："又以未经付梓，钞写传讹，寖失其旧。"寖，同"浸"，逐渐。

[11] 蒇（chǎn）：完成。

[12] 阙：空缺。

[13] 书：《尚书》。

[14] 易：《周易》。

[15] 左券：古代称契约为券，用竹做成，分左右两片，双方各持其一。左片叫作左券，由债权人收藏，作为凭据。后以"如持左券"比喻很有把握。现在多称"稳操胜券"。《史记·田敬仲完世家》："秦韩之王劫于韩冯、张仪而东兵以徇服魏，公常执

左券以责于秦韩，此其善于公而恶张子多资矣。"

[16] 颠末：始末。

【按语】

(1)"抹惊""推惊"为当时民间对推拿治疗小儿惊风的一种称呼。

(2)文中提到的《推拿秘诀》《推拿要诀》，是指明代周于蕃的《小儿推拿秘诀》。《厘正按摩要术》在此书基础上写成。

五、按摩始于老子

【原文】按摩法亦导引之一种。其术始于老子，盛传于今兹。乃有所谓七禽戏[1]、四兽术[2]者，实皆由老子按摩术稍为变化而成也。（清·王建章《仙术秘库·三十六 按摩法仙术》）

【注释】

[1] 七禽戏：清人于虎、熊、鹿、猿、鸟"五禽戏"导引术之外，加入向后顾望的"鹗顾势"和摇头摆尾的"狮舞势"，称作"七禽戏"。

[2] 四兽术：模仿四种动物的导引术，未详。古人以龙、虎、凤、龟四兽为动物之首，阴阳家则附会成天上苍龙、白虎、朱鸟、玄武四星宿。汉·王充《论衡·物势》："东方木也，其星苍龙也；西方金也，其星白虎也；南方火也，其星朱鸟也；北方水也，其星玄武也。天有四星之精，降生四兽之体。含血之虫，以四兽为长，四兽含五行之气最著。案龙虎交不相贼，鸟龟会不相害。以四兽验之，以十二辰之禽效之。"有人认为五禽戏减去一禽之戏（鸟），即为四兽术。

【按语】

(1)王建章，字仲初，号砚墨居士。明末清初人。所著《仙术秘库》为仙家养生著作。四卷。共收"仙术"248种。有1922年大陆图书公司铅印本。1980年台湾新义丰出版公司收入《道藏精华》第四集。

(2)按摩始于老子，是指道家有"老子按摩术"。

第三节 手法诊断与定穴

一、《内经》背俞取穴法

【原文】黄帝问于岐伯曰：愿闻五脏之腧出于背者。岐伯曰：胸[1]中大腧在杼骨之端，肺腧在三焦[2]之间，心腧在五焦之间，膈腧在七焦之间，肝腧在九焦之间，脾腧在十一焦之间，肾腧在十四焦之间，皆挟脊相去三寸所。则欲得而验之，按其处，应在中而痛解，乃其腧也[3]。（《灵枢·背腧》）

【注释】

[1] 胸：《类经·七卷经络类·十一、五脏背》作"背"。日刻本、马注本、张注本亦作"背"。

[2] 焦：《素问·血气形志》王冰注引作"椎"。以下五焦、七焦、九焦、十一焦、

十四焦等均应作"椎"。

[3] 按其处,应在中而痛解,乃其腧也:《太素》杨上善注:"言取输法也。纵微有不应寸数,按之痛者为正。"

【按语】腧穴的定位不必拘泥于书本上的坐标分寸。临床上应以得气的主观感应或客观手感为准。

【原文】邪在肺,则病皮肤痛,寒热,上气喘,汗出,咳动肩背。取之膺中外腧[1],背三节五脏之旁[2],以手疾按之,快[3]然乃刺之,取缺盆中以越[4]之。(《灵枢·五邪》)

【注释】

[1] 膺中外腧:指手太阴肺经的中府、云门穴。

[2] 背三节五脏之旁:《甲乙经》作"背三椎之旁"。指第三胸椎两旁的肺俞穴。

[3] 快:与下文"立快"的"快",都是爽快、痛快的意思。

[4] 越:从上发越之义。

【原文】厥逆腹胀满,肠鸣,胸满不得息,取之下胸二胁[1]咳而动手者,与背腧以手按之立快者是也。(《灵枢·癫狂病》)

【注释】

[1] 下胸二胁:胸下左右两胁。

【按语】背俞取穴,应在标准定位的基础上,再运用手法探寻并微调之。其主观感应有的是疼痛,有的是爽快。

二、以痛为输

【原文】治在燔针[1]劫刺[2],以知为数[3],以痛为输[4]。(《灵枢·经筋》)

【注释】

[1] 燔针:火针。

[2] 劫刺:不留针,急刺急出的刺法。

[3] 以知为数:以病见效为针刺次数。杨上善《黄帝内经太素·卷第十三身度·经筋》:"量其病差为数也。"知,指治疗见效。明·吴崑注释《素问·腹中论》"治之以鸡矢醴,一剂知,二剂已"云:"知,效之半也。"

[4] 以痛为输:以痛处作为腧穴。杨上善《黄帝内经太素·卷第十三身度·经筋》:"输,谓孔穴也。言筋但以筋之所痛之处,即为孔穴,不必要须依诸输也。以筋为阴阳气之所资,中无有空,不得通于阴阳之气上下往来,然邪入腠袭筋为病,不能移输,遂以病居痛处为输,故曰:筋者无阴无阳,无左无右,以候痛也。《明堂》依穴疗筋病者,此乃依脉引筋气也。"

【按语】"以痛为输"取穴法,最早记载于《灵枢·经筋》,是针灸、推拿治疗经筋病证的基本取穴原则。

三、阿是之法

【原文】故吴、蜀多行灸法。有阿是之法，言人有病痛，即令捏其上，若里当其处，不问孔穴，即得便快或痛处，即云阿是。灸刺皆验，故曰阿是穴也。（《备急千金要方·卷二十九针灸上》）

【按语】"阿是之法"行于吴蜀之地，今吴方言中"阿是"即"是不是？""是吗？"的意思，为询问语。本文意为：医生在病痛的局部按压，探寻病痛的准确位置，同时询问病人对按压的感觉，语云"阿是。"若患病人有痛感或爽快感，则该处即为应当治疗的部位，或灸或针，皆有效。所以"阿是穴"不是一类穴，其本质是一种取穴法。

【原文】又以肌肉纹理节解缝会宛陷之中，及以手按之，病者快然。（《备急千金要方·卷二十九针灸上》）

【按语】腧穴、气穴、孔穴，或压痛点和阿是穴，多位于肌肉交会、关节缝隙、骨空凹陷之处，有一定的分布规律。

四、膏肓俞按法

【原文】膏肓俞无所不治，主羸瘦虚损，梦中失精，上气咳逆，狂惑忘误。取穴法：令人正坐，曲脊伸两手，以臂著膝前，令正直，手大指与膝头齐，以物支肘，勿令臂得动摇，从胛骨上角摸索至胛骨下头，其间当有四肋三间，灸中间，依胛骨之里肋间空，去胛骨容侧指许，摩膂肉之表肋间空处，按之自觉牵引胸户中，灸两胛中各一处，至六百壮，多至千壮。（《备急千金要方·卷三十针灸下》）

【原文】绍兴己未[1]岁，余守武昌时，总领邵户部玉云：少时病瘵[2]，得泉州僧为灸膏肓，令伏于栲栳[3]上，僧以指节[4]极力按寻其穴，令病者觉中指麻乃是穴。若指不麻，或虽麻而非中指者，皆非也。已而求得之，遂一灸而愈。（南宋·庄绰《灸膏肓俞穴法·石用之取穴别法第八》）

【注释】

[1] 绍兴己未：宋高宗绍兴九年（1139）。

[2] 瘵（zhài）：痨瘵的简称，即肺结核。《济生方》："夫痨瘵一证，为人之大患，凡受此病者，传变不一，积年染疰，甚至灭门。"

[3] 栲栳（kǎo lǎo）：一种用柳条或竹篾编成，形状像斗的盛物器。

[4] 指节：手指骨节。一般多用示指指骨间关节骨突或拇指指端按压探寻穴道。

【按语】按压膏肓俞的得气感，可传导到胸中和中指。杨继洲《针灸大成·卷九·取膏肓穴法》也记载膏肓俞"按之患者觉牵引胸肋中手指痛，即真穴也"。

五、腹诊

【原文】故胸腹为五脏六腑之宫城。阴阳气血之发源。若欲知其脏腑何如。则莫如按胸腹。名曰腹诊。其诊法，宜按摩数次，或轻或重，或击或抑，以察胸腹之坚软，拒按与否；并察胸腹之冷热，灼手与否，以定其病之寒热虚实。又如轻手循抚，自胸上而脐下，知皮肤之润燥，可以辨寒热；中手寻扪，问其痛与不痛，以察邪气之有无；重手推按，察其硬否，更问其痛否，以辨脏腑之虚实，沉积之何如，即脉诊中浮中沉之法也。（清·俞根初《通俗伤寒论·伤寒诊法·按胸腹》）

【按语】 腹诊之法，源于《内经》和《伤寒论》，敦煌莫高窟壁画有医徒腹诊图，但至明清之际几乎湮没。清代医家俞根初（1734—1799 年）在《通俗伤寒论》中，首次提出了"腹诊"一词。本文将腹诊手法归纳为轻手循抚、中手寻扪和重手推按三种，分别有不同的应用。

【原文】 人以胃气为本。故虚里之动，可以辨病机之轻重。按之应手，动而不紧，缓而不急者，宗气积于膻中也，是为常。其动洪大而弹手，与绝而不应者，俱胃气绝也（阳山原文）。（《厘正按摩要术·卷一·按胸腹》）

【按语】 清末，日本丹波元简的《诊病奇侅》等腹诊文献被介绍进中国，腹诊重新得到重视。《厘正按摩要术》引述的按胸腹诊法主要来源于《诊病奇侅》。

【原文】 诊腹之要，以脐为先。人身之有脐，犹天之有北辰也，故名曰天枢，又曰神阙，是神气之穴，为保生之根。徐按之而有力，其气应手者，内有神气之守也。若按之而气不应者，其守失常也（阳山）。（《厘正按摩要术·卷一·按胸腹》）

【原文】 按：胸主分布阴阳，腹为阴中之至阴，食积、痰滞、瘀血，按之拒、按之不拒，其中虚实从此而辨，此其常解也。乃验胸以虚里，验腹以神阙，辨证恰在此，是人所罕见者。则于望、闻、问、切四诊之外，更增一法，较为精详（惕厉子[1]）。（《厘正按摩要术·卷一·按胸腹》）

【注释】

[1] 惕厉子：即张振鋆，字筱衫，号惕厉子，清代医家，著《厘正按摩要术》。本文是张振鋆对"按胸腹"一节的按语。

【按语】 近代，有人运用腹诊手法为主取得的腹证（胀、痛、满、悸、痞、硬、急、结等），作为判断疾病之表里、虚实、寒热的依据，进而指导推拿治疗，形成了以腹部推拿操作为主的推拿流派。

六、胆囊触诊法

【原文】 梁溪王兴甫，偶食牛肉，觉不快，后遂发疟，饮食渐减，至食不下咽，已而水饮亦不下，白汤过喉间，呕出作碧色，药不受，小便一滴如赤茶，大便闭。诸医束手。仲淳[1]忽至，视之，令仰卧，以指按至心口下偏右，大叫。因询得其由。用丸药一服，至喉辄不呕，水道渐通，次日下黑物数块如铁丸。（《先醒斋医学广笔记·卷之一·疟》）

【注释】

[1] 仲淳：缪希雍（1546—1627 年），字仲淳。明代医家。

【按语】

（1）此医案在明·高攀龙的《高氏遗书》卷九"缪仲淳六十序"中也有记载："余年十五……越三年，忽遇（缪仲淳）于内弟王兴甫所，当是时，兴甫得异疾，勺水不下嗌，诸医望而走，一息未绝耳。仲淳为去其胸膈中滞铁石如拳者二，兴甫立起。""当是时"乃明万历十七年，即1589年。

（2）此法现代医学又名墨菲征（Murphy's sign），由美国外科 John Benjamin Murphy（1857—1916年）创立，是临床诊断胆囊炎的一种检查方法。其法是令急性胆囊炎患者仰卧，检查者以左手掌放在患者的右肋缘部，用左手拇指置于胆囊点（位于腹直肌外缘与肋弓交界处），首先以拇指用中度压力压迫腹壁，然后嘱患者行深呼吸。深吸气时，发炎的胆囊触及正在加压的大拇指，引起疼痛，患者因疼痛而突然屏气，这就是胆囊触痛征，为墨菲斯征阳性。缪希雍所创的胆囊触诊法约比 Murphy 早300年。

七、弹踝诊法

【原文】 以左手去足内踝上五寸，指微按之；以右手指当踝上微而弹之，其脉中气动，应过五寸已上，需需然者，不病也（需需者，来有力）；其气来疾，中手悻悻然者，病也（悻悻者，来无力也）；其气来徐徐上不能至五寸，弹之不应手者，死也（徐徐者，似有似无也）。其肌肉身充，其不去来者，亦死（不去来者，弹之似无）。（《敦煌遗书·〈素问〉〈伤寒论〉〈脉经〉残卷》）

【按语】 本文描述"弹踝诊法"的具体操作。可参阅《素问·三部九候论》："以左手足上，上去踝五寸按之，庶右手足当踝而弹之，其应过五寸以上，蠕蠕然者不病；其应疾，中手浑浑然者病；中手徐徐然者病；其应上不能至五寸，弹之不应者死。是以脱肉身不去者死。"《素问》原文有严重脱简。

第四节 推拿器具

一、员针、鍉针

【原文】 九针之名，各不同形：一曰镵针，长一寸六分；二曰员针，长一寸六分；三曰鍉针，长三寸半；四曰锋针，长一寸六分；五曰铍针，长四寸，广二分半；六曰员利针，长一寸六分；七曰毫针，长三寸六分；八曰长针，长七寸；九曰大针，长四寸……员针者，针如卵形[1]，揩摩[2]分间[3]，不得伤肌肉，以泻分气。鍉针者，锋如黍粟之锐，主按脉勿陷，以致其气[4]。（《灵枢·九针十二原》）

【注释】

[1] 针如卵形：《黄帝内经太素》杨上善注作"锋如卵"。

[2] 揩（kāi）摩：揩与摩为同义复词。唐·慧琳《一切经音义·卷四十三》引《古今正字》云："揩，摩也。"卷十六引《考声》云："摩，拭也。"

[3] 分间：指肌肉与肌肉之间。分，指分肉。《灵枢·官针》："病在分肉间，取以

员针于病所。"

[4] 按脉勿陷，以致其气：按压经脉，以引正气，从而使邪气排出。《黄帝内经太素》杨注："主按脉取气，令邪气独出"。

二、木梳

【原文】夫妇人有天生无乳者，不治。或因啼哭悲怒郁结，气溢闭塞，以致乳脉不行，用精猪肉清汤，调和美食，于食后调益元散五七钱，连服三五服。更用木梳梳乳，周回[1]百余遍，则乳汁自下也。(《儒门事亲·卷五·乳汁不下》)

【注释】

[1] 周回：循环，反复。

【原文】乳汁不行：内服通乳药，外用木梳梳乳，周回百余遍，即通。(《本草纲目·第三十八卷·服器部》)

【按语】《卫生简易方》《太平圣惠方》《慈幼新书》《婴童类萃》《卫生宝鉴》《沈氏女科辑要》等医籍亦有内服方药与外用木梳、油梳梳乳，治疗乳少、乳汁不通的记载。

三、木拐

【原文】古针法，似与今者不同，予有志而无师授，而今者未之学焉。古砭无传，今之灸，赖有精者。予尝加药末入艾为炷，且以人气煴养灸痕，恐不可为典要[1]，故不著。曾见贵人有木拐按节法，其亦砭之遗意欤？(《韩氏医通·卷下·悬壶医案章第六》)

【注释】

[1] 典要：可靠的根据。清·袁枚《随园随笔·文人寓言》："文人寓言不可为典要者，如《晏子春秋》二桃杀三士……其实并无其事也。"

四、振梃

【原文】振梃，即木棒也。长尺半，圆如钱大。或面杖亦可。盖受伤之处，气血凝结，疼痛肿硬，用此梃微微振击其上下四旁，使气血流通，得以四散，则疼痛渐减，肿硬渐消也。(《医宗金鉴·正骨心法要旨·器具总论》)

【按语】振梃为推拿或骨伤科用治疗器械。为一种特制木棒，长约50cm。可用擀面杖代替。用以拍击治疗，称振梃法，今多称棒击法。振梃法多施于四肢及背部的软组织较丰厚处，亦用于足心。《医宗金鉴·正骨心法要旨·器具总论》有用振梃拍击足心治疗头部跌打损伤的记载，详见本书第六章第一节。现代内功推拿流派的棒击法多用桑枝棒。

五、滚凳

【原文】涌泉二穴，人之精气所生之地，养生家时常欲令人摩擦。今置木凳，长二尺，阔六寸，高如常。四桯镶成，中分一档，内二空，中车圆木二根，两头留轴转动，凳中凿窍活装。以脚端轴滚动，往来脚底，令涌泉穴受擦，无烦童子。终日为之，便甚。(《遵生八笺·起居安乐笺下·晨昏怡养条》)

【注释】

[1] 桯 (tīng)：横木。

【原文】 几下脚踏矮凳，坐时必需。凳之制，大抵面作方楞，仅供脚踏而已。当削而圆之，宽着其两头，如辘轳可以转动。脚心为涌泉穴，俾踏处时时转动，心神为之流畅，名"滚脚凳"。或几足下，四周镶作辘轳式，宽如几面，更觉踏处舒展。(《老老恒言·卷三·书几》)

【注释】

[1] 棂：旧式房屋的窗格。

六、太平车

【原文】 骨节作酸，有按摩之具曰"太平车[1]"。或玉石、或檀木，琢为珠。大径寸而匾，如算盘珠式，可五可六。钻小孔，贯以铁条，折条两头合之。连以短柄，使手可执。酸痛处，令人执柄按捺。珠动如车轮，故曰"太平车"。闻喇嘛治病，有推拿法，此亦其具也。(《老老恒言·卷三·杂器》)

【注释】

[1] 太平车：原为宋代一种交通工具。宋·孟元老《东京梦华录·卷三》："东京般载车，大者曰'太平'，上有箱无盖，箱如构栏而平，板壁前出两木，长二三尺许，驾车人在中间，两手扶捉鞭里驾之，前列骡或驴二十余，前后作两行；或牛五七头拽之。车两轮与箱齐，后有两斜木脚拖夜；中间悬一铁铃，行即有声，使远来者车相避。乃于车后系驴骡二头，遇下峻险桥路，以鞭唬之，使倒坐缒车，令缓行也。可载数十石。官中车惟用驴差小耳。其次有'平头车'，亦如'太平车'而小，两轮前出长木作辕木，梢横一木，以独牛在辕内，项负横木，人在一边，以手牵牛鼻绳驾之，酒正店多以此载酒梢桶矣。梢桶如长水桶，面安靥口，每梢三斗许，一贯五百文"。后世有按摩工具可前后滚动而与太平车类似，故名。

【按语】 太平车作为滚动式按摩工具见于明代《净发须知》的清刻本下卷，有"用太平车周围混运""用太平车滚过关"的记载。明末方汝浩（清溪道人）《扫魅敦伦东度记》有用太平车作保健按摩的描述："本智把脸一抹，将身一抖，却变了一个青年未冠的美貌小官，手里拿着一架太平车儿，走上楼来到本慧二人席前，便去与本定按摩修养……乃走到本慧身边，把太平车儿浑身背滚。"《金瓶梅》也有用滚动式按摩器做滚法的记载。

故宫博物院、上海中医药大学上海市中医药博物馆和陕西中医药大学医史博物馆均藏有清代按摩工具"太平车"，可通过观察实物加深对文献的理解。

七、美人拳

【原文】 捶背以手，轻重不能调。制小囊，絮实之，如莲房[1]，凡二。缀以柄，微

弯，似莲房带柄者。令人执而捶之，轻软称意。名美人拳。或自己手执，反肘可捶，亦便。(《老老恒言·卷三·杂器》)

【注释】

[1] 莲房：莲蓬，莲子的外苞。唐·王勃《采莲赋》："听菱歌兮几曲，视莲房兮几株。"

八、石袋

【原文】 木杵、木槌用于肉处，其骨缝之间悉宜石袋打之。取石头要圆净，全无棱角，大如葡萄，小如榴子，生于水中者，乃堪入选……袋用细布缝作圆筒，如木杵形样，其大者长八寸，其次六寸，再次五寸。大者石用一斤，其次十二两[1]，小者半斤。分置袋中，以指挑之，挨次扑打。久久行之，骨缝之间，膜皆坚壮也。(《易筋经·上卷·石袋说》)

【注释】

[1] 两：旧制重量单位，一市斤合十六两。

【按语】 石袋，是《易筋经》排打功的工具，多用于"骨缝之间"（如两胁肋），与用于肌肉部位的木杵、木槌拍打配合运用，也常常配合揉法。可用作推拿拍打的工具。

第五节　推拿练功

一、《易筋经》十二式

【原文】

韦驮献杵第一式

立身期正直，环拱手当胸。

气定神皆敛，心澄貌亦恭。

韦驮献杵第二式

足指挂地[1]，两手平开。

心平气静，目瞪口呆。

韦驮献杵第三式

掌托天门目上观，足尖着地立身端。

力周腿[2]胁浑如植，咬紧牙关不放宽。

舌可生津将腭抵，鼻能调息觉心安。

两拳缓缓收回处，用力还将挟重看。

摘星换斗式

只手擎天掌覆头，更从掌内注双眸。

鼻端吸气频调息，用力收回左右伴[3]。

倒拽九牛尾势

两骸后伸前屈，小腹运气空松。

用力在于两膀，观拳须注双瞳。

出爪亮翅势

挺身兼怒目，推手向当前。

用力收回处，功须七次全。

九鬼拔马刀势

侧首湾肱，抱顶及颈。

自头收回，弗嫌力猛。

左右相轮，身直气静。

三盘落地势

上腭坚撑舌，张眸意注牙。

足开蹲似踞，手按猛如擎。

两掌翻齐起，千觔[4]重有加。

瞪睛兼闭口，起立足无斜。

青龙探爪势

青龙探爪，左从右出。

修士效之，掌平气实。

力周肩背，围收过膝。

两目注平，息调心谧。

卧虎扑食式

两足分蹲身似倾，屈伸左右骸相更。

昂头胸作探前势，偃背腰还似砥平。

鼻吸调元均出入，指尖着地赖支撑。

降龙伏虎神仙事，学得真形也卫生。

打躬势

两手齐持脑，垂腰至膝间。

头惟探胯下，口更啮牙关。

掩耳聪教塞，调元气自闲。

舌尖还抵腭，力在肘双弯。

掉尾势

膝直膀伸，推手自地。瞪目昂头，凝神一志。

起而顿足，二十一次。左右伸肱，以七为志。

更作坐功，盘膝垂眦。口注于心，息调于鼻。

定静乃起，厥功维备。总考其法，图成十二。

谁实贻诸，五代之季，达摩西来，传少林寺。

有宋岳侯，更为鉴识，却病延年，功无与类。

(《内功图说》)

【注释】

[1] 挂地：一作"挂地"。

[2] 骽（tuǐ）：古同"腿"。

[3] 侔（móu）：相等，齐。

[4] 觔（jīn）：同"斤"。

【按语】 传统推拿功法主要有"易筋经"和"少林内功"两种。"易筋经"为一指禅推拿流派的传统练功法，版本很多，本文是通行的《内功图说》中的"易筋经十二式"。"少林内功"为内功推拿流派的传统练功法。其他各推拿流派大多有各自的练功功法。

二、一指禅推拿内外功

【原文】 推拿学术，创始于岐伯[1]，光大于达摩。其道虽出一途，应用实有区别。岐伯之推拿术，施术者无须练习内外功，而达摩之一指禅，须先练外功，使两臂及十指骨节，能柔屈如棉。更须练内功，调匀气息，使周身气力，贯注于指顶，务使医者之指，着于病者之身，其柔如棉。然极柔之中，又须济以至刚，含有一种弹力，虽隔重裘[2]，皆能按穴，贯腠理而直达癥结。故冬日就诊之人，决无受寒之虞[3]。即初生小儿，为之推拿，亦无伤及肌肤筋骨之虑。实较岐伯之术大有进步。惟达摩所传之一指禅，与达摩所传之点穴法，虽同为指顶工夫，然其功用，则完全相反。盖点穴在闭气血，致失感觉，为拳术中之神功。一指禅在流通气血，去病神速，为医术中之神功也。

(《一指禅推拿说明书·推拿之区别》)

【注释】

[1] 创始于岐伯：指《汉书·艺文志》记载有《黄帝岐伯按摩》十卷。

[2] 重裘：厚毛皮衣。汉·贾谊《新书·谕诚》："重裘而立，犹憺然有寒气，将奈我元元之百姓何?"

[3] 虞：忧虑。

【按语】 作者黄汉如为一指禅推拿流派传人。现在不少练功者，比较重视练形体，练霸力，很少强调"柔屈如棉"，更少有练内功者。本文强调练一指禅推拿应先练外功，更练内功。

【原文】前记先师[1]清晨所习名曰"摘星换斗"——五禽之戏猴形是也，习时须在清晨日出时，向旭日为之，身如猿猴攫物之状，右手高举五指，攒撮作佛手形，臂上伸稍曲，掌向下，指尖须直而有劲；左手屈于背后腰部，亦攒撮作佛手形，尖向上；左足稍曲，跟落地，右足尖支地，跟起，如丁字式；胸挺腰直而目视右手指尖；舌舐上颚，扣齿吐纳，浊气徐徐由鼻中排出，清气徐徐由鼻中纳入，出入之际，务令自然，绵绵不息，有序不紊；斯时最忌以力使气，用力则伤肺，甚且咯血。先师云：此即道家吐纳导引之初步也。初习时甚感困苦，身摇摇而欲堕，气呼呼而不宁，时间至多不过四五分钟。习之旬日，始能增一分。年余，始觉身心畅快，血脉畅达，于是而气顺力聚，指功始有进步。诊治病者，虽冬御重裘而指力可达腠理，虽夏服纱罗而肌肤不致受苦，此即"摘星换斗"吐纳之功能也。以主治哮喘、胃病、痰饮、惊风、虚劳之疾，功深者手到病除，愚则一知半解，厚负先师所传，犹未能奏此奇效，须推拿三数次而后见功，则洵乎艺无止境，其深浅精粗有不可以道里计者在焉。（民国·朱春霆《吐纳导引谭》）

【注释】

[1] 先师：指朱春霆的师父丁树山。丁树山（1886—1931 年），江苏江都（今扬州）人，丁凤山堂侄，丁季峰父，一指禅推拿宗师丁凤山弟子。开业于上海老城厢九亩地。1931 年病故，年仅 45 岁。本文称丁树山为先师，当撰写于丁树山 1931 年去世以后。

【按语】朱春霆，1906—1990，上海嘉定人。15 岁随父学医，17 岁其父病故后，师从丁树山习一指禅推拿。1927 年悬壶上海平乐里。1956 年春受聘于上海华东医院，同年创办上海"推拿医士训练班"，1958 年任上海市推拿医士学校（后更名上海中医学院附属推拿学校）校长。1987 年任中华全国中医学会推拿学会名誉主任委员。1990 年因病逝世。

本文详细描述了一指禅推拿流派推拿功法《易筋经》之"摘星换斗"式的身形和吐纳法，以及循序渐进训练的时间和练功感受，可资今天的推拿功法教学借鉴。

思考题

1. 古代按摩、推拿的别名有哪些？

2. 古代按摩与导引有何区别？

3. 隋代和唐代按摩科的人员配制有何不同？

4. 如何理解《灵枢·官能》中的"爪苦手毒"？

5. 什么是以痛为输？

6. 什么是阿是之法？

7. "易筋经十二式"包括哪些术式名称？

第三章 推拿作用及治法 ▷▷▷▷

【导　学】

　　古人对推拿作用的认识，可概括为疏通经络、行气活血、开达抑遏、散寒止痛、松肌发窍、驱浮淫于肌肉、正合骨缝、行气消积、调理胃肠、补肾益气、化痰畅肺、急救醒神、美容养颜、养生保健、以指代针、推拿代药等。

　　治法，是在治则的指导下，根据不同的病因、病机所采取的具体治疗方法。中医治法之"医门八法"，见于清代程国彭的《医学心悟》："论病之源，从内伤外感四字括之。论病之情，则以寒热虚实表里阴阳八字统之。而治病之方，则又以汗、和、下、消、吐、清、温、补八法尽之。"推拿作为一种外治法，其基本治法有其特殊性，它针对推拿适应病证的特定病因、病机，指导推拿临床选用操作手法及部位。《厘正按摩要术》之推拿治法以温、清、补、泻、汗、吐、下、和为论。1960年上海中医学院附属推拿学校编写的《推拿学》针对推拿手法的特点提出了"温、通、补、泻、汗、和、散、清"八法，得到了推拿界的公认。

第一节　推拿作用

一、疏通经络

【原文】形数惊恐，经络不通，病生于不仁，治之以按摩醪药。(《素问·血气形志》)

二、流通气血

【原文】天师曰：摩治者，抚摩以治之也。譬如手足疼痛，脏腑癥结，颈项强直，口眼歪斜是也。法当以人手为之按摩，则气血流通，疾病易愈。(《石室秘录·卷三·摩治法》)

【原文】一要人捶敲，取其流通气血。(清·徐子墨《吊脚痧方论·吊脚痧所需》)

三、开达抑遏

【原文】大抵按摩法，每以开达[1]抑遏[2]为义。开达则壅闭者以之发散，抑遏则慓悍[2]者有所归宿。（《圣济总录·卷四·治法》）

【注释】

[1] 开达：开通透达。

[2] 抑遏：抑制；遏止。

[3] 慓悍（piāo hàn）：同"剽悍"，敏捷而勇猛，指气机逆乱上冲者。

【按语】"开达抑遏"是《圣济总录》对按摩作用机制的概括。按摩可宣降气机，对气机壅阻闭塞者可开通宣散，对气机逆乱上冲者可抑制下降，从而达到补虚泻实的治疗效果。

四、散寒止痛

【原文】寒气客于脉外则脉寒，脉寒则缩蜷，缩蜷则脉绌急[1]，绌急则外引小络，故卒然而痛，得炅[2]则痛立止。（《素问·举痛论》）

寒气客于肠胃之间，膜原之下，血[3]不得散，小络急引，故痛。按之则血气散[4]，故按之痛止。（《素问·举痛论》）

【注释】

[1] 绌（chù）急：屈曲拘急之状。

[2] 炅（jiǒng）：王冰注："炅，热也。"

[3] 血：《黄帝内经太素·卷二十七邪论》作"而"。

[4] 血气散：《黄帝内经太素》无"血"。王冰注："手按之，则寒气散，小络缓，故痛止。"

【按语】寒证的治疗大法是"寒者热之"（《素问·至真要大论》）。对于寒气客于经脉之外、肠胃之间等疼痛，推拿以手按之，热气透达，则寒气散而痛止矣。

五、松肌发窍

【原文】初发热或为风寒所闭，一时无表散之药，须用推拿法以松肌表，其毒自出。又或其儿素性怯弱，为风寒所束，固不得不发。又恐表虚，用药发表，有伤元气，亦用推拿之法。又或其儿既服表药，依然身无微汗，寒邪闭锢，其症不退，欲复用表散之剂，又恐过表以损元神，亦须用推拿之法。盖发散之药，多能耗气。推拿之法，不过松肌发窍[1]、运动筋骸而已。窍开则气通，筋运则血行，气血通畅而邪自出，勿谓推拿之无益也……但推拿后，宜令儿睡发汗，不可见风。腠理既开，恐风邪之复入也。（《验方新编·卷十·小儿科痘症》）

【注释】

[1] 松肌发窍：指解肌发表。窍，毛窍。

【按语】推拿可松肌发窍、祛风解表。用于治疗风寒束表之证，有祛邪而不伤正之妙。

六、驱浮淫于肌肉

【原文】华元化[1]论治疗曰：夫病有宜汤者，宜丸者，宜散者，宜下者，宜吐者，宜汗者，宜灸者，宜针者，宜补者，宜按摩者，宜导引者，宜蒸熨者，宜暖洗者，宜悦愉者，宜和暖[2]者，宜水者，宜火者，种种之法，岂惟一也。若非良善精博，难为取效。庸下浅识，每致乱投，致使轻者令重，重者令死，举世皆然。且汤可以涤荡脏腑，开通经络，调品阴阳，祛分邪恶，润泽枯朽，悦养皮肤，养气力，助困竭，莫离于汤也。丸可以逐风冷，破坚癥，消积聚，进饮食，舒营卫，定关窍，从缓以参合[3]，无出于丸也。散者能驱散风邪暑湿之气，摅[4]阴寒湿浊之毒，发散四肢之壅滞，除剪五脏（之）结伏，开肠和胃，行脉通经，莫过于散也。下则疏豁闭塞；补则益助虚乏；灸则起阴通阳；针则行营引卫；导引可逐客邪于关节；按摩可驱浮淫于肌肉；蒸熨辟冷；暖洗生阳；悦愉爽神；和缓安气。若实而不下，则使人心腹胀满，烦乱鼓肿；若虚而不补，则使人气血消散，肌肉耗亡，精神脱失，志意皆迷；当汗而不汗，则使人毛孔闭塞，闷绝而终；合吐而不吐，则使人结胸上喘，水食不入而死；当灸而不灸，则使人冷气重凝，阴毒内聚，厥气上冲，分堙不散，以致消减；当针（而）不针，则使人营卫不行，经络不利，邪渐胜真，冒昧而昏；宜导引而不导引，则使人邪侵关节，固结难通；宜按摩而不按摩，则使人淫归肌肉，久留不消；宜蒸熨而不蒸熨，则使人冷气潜伏，渐成痹厥；宜暖洗而不暖洗，则使人阳气不行，阴邪相害。不当下而下，则使人开肠荡胃，洞泄不禁；不当汗而汗，则使人肌肉消绝，津液枯耗；不当吐而吐，则使人心神烦乱，脏腑奔冲；不当灸而灸，则使人重伤经络，内蓄火毒，反害中和，致不可救；不当针而针，则使人血气散失，机关细缩；不当导引而导引，则使人真气劳败，邪气妄行；不当按摩而按摩，则使人肌肉膜胀，筋骨舒张；不当蒸熨而蒸熨，则使人阳气偏行，阴气内聚；不当暖洗而暖洗，则使人湿著皮肤，热生肌体；不当悦愉而悦愉，则使人神失气消，精神不快。不当和缓而和缓，则使人气停意折，健忘伤志。大凡治疗，要合其宜，脉状病候，少陈于后。凡脉不紧数，则勿发其汗；脉不实数，不可以下；心胸不闭，尺脉微弱，不可以吐；关节不急，营卫不壅，不可以针；阴气不盛，阳气不衰，勿灸；内无客邪，勿导引；外无淫气，勿按摩；皮肤不痹，勿蒸熨；肌肉不寒，勿暖洗；神不凝迷，勿愉悦；气不奔急，勿和缓。顺此者生，逆此者死耳。（《景岳全书·卷一·传忠录》）

【注释】

[1] 华元化：三国名医华佗，字元化。

[2] 和暖：据下文"和缓安气"，"暖"当作"缓"。《华佗神医秘传·卷一·论各种疗治法宜因病而施》《华氏中藏经·论诸病治疗交错致于死候》均作"和缓"。

[3] 从缓以参合：《华佗神医秘传》作"缓缓然参合"。

[4] 摅（shū）：发散、疏散之意。

【按语】

（1）本文内容最早见于宋代 1133 年张锐编撰的《鸡峰普济方·方五·治疗有下汗吐补交错致于死候》。《华氏中藏经》和《华佗神医秘传》也载有此文，但词句多有出入。元代书法家赵孟頫所书《华氏中藏经》真迹，今藏上海博物馆。

（2）按摩有很好的舒筋缓急之功，经筋病证是按摩的主要适应证，故云"按摩可驱浮淫于肌肉"。而导引的优势在于通利关节，所以称"导引可逐客邪于关节"。

（3）本文关于按摩与导引的关系可归纳如下：导引可逐客邪于关节；按摩可驱浮淫于肌肉。宜导引而不导引，则使人邪侵关节，固结难通；宜按摩而不按摩，则使人淫归肌肉，久留不消。不当导引而导引，则使人真气劳败，邪气妄行；不当按摩而按摩，则使人肌肉膜胀，筋骨舒张。内无客邪，勿导引；外无淫气，勿按摩。

七、正合骨缝

【原文】背者，自后身大椎骨以下，腰以上之通称也。其骨一名脊骨，一名膂骨[1]，俗呼脊梁骨。其形一条居中，共二十一节，下尽尻骨之端，上载两肩，内系脏腑，其两旁诸骨，附接横叠，而弯合于前，则为胸胁也。先受风寒，后被跌打损伤者，瘀聚凝结，若脊筋陇起，骨缝必错[2]，则成伛偻[3]之形。当先揉筋，令其和软；再按其骨，徐徐合缝，背膂始直。内服正骨紫金丹，再敷定痛散，以烧红铁器烙之，觉热去敷药，再贴混元膏。（《医宗金鉴·正骨心法要旨·背骨》）

【注释】

［1］膂（lǚ）骨：脊柱。《黄帝内经太素·卷十三身度·骨度》："膂骨，脊骨。从后发际下至脊端量之也。"膂：《说文》："脊骨也。"

［2］错：错位，偏离正确的解剖位置。

［3］伛偻（yǔ lǚ）：驼背，腰背弯曲。

【按语】"错骨缝"与"正骨缝"是中医骨伤科、推拿科的一个传统观点，用于筋伤的诊断与治疗，临证当"筋骨并重"。需注意本文治疗骨错缝的先后顺序。在行正骨手法之前，先施以揉筋手法，是中医推拿的特色之一。

八、行气消积

【原文】不死若何？去其病也；长生若何？去病根也；去根若何？去其积也；去积若何？有一言而可以终身行之者，曰"揉"。（《修昆仑证验·小引》）

【原文】夫微之显者，积也。人身皮里膜内必有津液滋润其间，乃气血之所生也。及气血因感伤而停滞，则津液变涎沫以凝结，气血可以复通，凝结不能再解，潜孳暗长，无减有增，此积之所由成也。若铜铁遇潮湿生锈，非括磨不能去，正如积之非揉不消，同一理也。人生幼稚无积，积生则绝。少年气血旺，积不能生。壮年气血更旺，嗜欲开，难免积，随长随消。中年并生并育，气血旺则伏，否则为患。中年以后积渐大，占地阔。同是气血也，积有余而人反不足，宾夺主食矣。皮紧、面鼓、项粗、腮缩、耳反、唇掀、结喉、露齿，此形之不足于外者也。再当要害之地，手足则麻木、瘫痪；颈项则瘰疬、噎嗝；口舌则瘖哑、歪斜；耳目则聋聩、糊涂，此急不待时者也。倘不甚重，尚可苟延，逮至晚年，头尖、项壅、背驼、肩耸、腿胯直强、手足瘘痹，四肢塞满，空隙毫无，生意隔绝，而人积偕亡矣。此无他法，惟揉以去之，倘得消多长少，或是一条生路也。（《修昆仑证验·揉积论》）

【按语】《灵枢·官能》将按摩的作用归纳为"按积抑痹"。《唐六典》记载隋唐按摩科治疗"凡人支节腑脏积而疾生"，可以用按摩导引法"导而宣之"。《修昆仑证验》与上述观点一脉相承，将揉积作为祛病延年的效法，认为人之病根在于"积"，"积"由"气血凝结"而成。"通则无积，不通则积。""积"既是一种无形的病理机制，也是一种有形的病理产物。其治疗措施，作者推荐"人人能为，时时可行"的自我揉法。"凡有滞积，无不宜揉"。其治疗手法，是一种"带拨带揉"的拇指"揉拨"法。

九、调理胃肠

【原文】胸腹上下，或摩或揉，或搓或推等法，往来轻重缓急得宜，自然消化，切勿偏用，庶[1]脏腑不致有反复不宁之患。即有痰滞食积，在回肠曲折之间，药力所不能到者，此则妙在运动，因之消化而解矣。（《厘正按摩要术·卷二·立法》）

【注释】

[1] 庶（shù）：表示希望发生或出现某事，但愿。

【按语】腹部为柔软体腔，调理胃肠是推拿疗法的特长。胃肠以通降为顺，推拿可运动胃肠，消食导滞。中医推拿有摩腹运气法、腹脉按导术、腹诊推拿、脏腑图点穴法等以腹部操作为主的流派。

十、补肾益气

【原文】又常向肾堂及两足心，临卧时，令童子用手搓摩，各以热透表里为度。摩肾堂热，则肾气透而易于生精；摩足心热，则涌泉穴透而血不下滞。（《摄生要义·按摩篇》）

【按语】腰为肾之府。推拿补肾，多在腰部局部取穴，特别是取命门、腰阳关、肾俞、气海俞、大肠俞、关元俞等。小腹部的气海、关元、丹田也是补肾要穴。循经远道取穴，则以涌泉、太溪等肾经腧穴为主。

十一、化痰畅肺

【原文】设有哮吼喘急，可于天突穴掐五、七十度，擦五、七十度，兼用静功。

设有吼喘，可于脊中穴掐五、七十度，擦五、七十度，兼用静功。（《动功按摩秘诀·痰火哮喘症》）

【按语】推拿的化痰畅肺作用，既可通过拍法、振法对上背部的物理刺激而达到，也可刺激肺俞、定喘等腧穴通过经络系统而对肺系起作用。肺系病证的病机之一，就是"膈有胶固之痰"（《证治汇补》）。推拿治疗在上背部施以掌振法、掌拍法，可振荡气道内的痰涎，促进纤毛由内向外的运动，而收化痰排痰之功。如能采用适当的肺部引流体位则效果更好。此法对咳嗽、哮喘等多种肺系病证有治疗或辅助治疗作用。

【原文】点天突穴以治痰厥，善针灸者，大抵知之。而愚临证体验，尤曲尽点法之妙。穴在结喉（项间高骨）下宛宛中。点时屈手大指（指甲长须剪之），以指甲贴喉，指端着穴，直向下用力（勿斜向里），其气即通。指端当一起一点，令痰活动，兼频频挠动其指端，令喉痒作嗽，其痰即出。

……

捏结喉法，得之沧州友人张献廷，其令人喉痒作嗽之力尤速。欲习其法者，可先自捏其结喉，如何捏法即可作嗽，则得其法矣。然当气塞不通时，以手点其天突穴，其气即通。捏结喉，必痒嗽吐痰后，其气乃通。故二法宜相辅并用也。（《医学衷中参西录·第三卷·治痰饮方》）

【按语】推拿用于化痰排痰的特殊操作法有很多。除了《医学衷中参西录》的"点天突穴法"和"捏结喉法"外，还有清·陈复正《幼幼集成》用药物推熨胸背的"暖痰法"，清末竹居主人《卫生二要》的"转辘轳法"，内功推拿流派的"擦前胸后背法"，以及下文《幼科铁镜》的"指抵气海穴法"等。

【原文】儿胃有实痰，药解不散，惟有取法。前人取之，多有壅筑[1]喉内，不吐出，又不下去，因不敢取。予偶见修养家作神仙大睡法，眼翻气筑时，于气海穴[2]以手指曲节抵之，一放即活。予因悟及取痰不出又不下者，以是法行之，果即下，复取便出，经验过历历不爽。此因诗悟礼[3]，触类旁通。万病俱可因端起悟，何可秘而不传（取喉内痰，将儿中指捋至尖数下；推涌泉穴，左转不揉。以指对抵频车穴，以耳挖[4]爬舌上，即吐）。（《幼科铁镜·卷一·十传》）

【注释】

[1] 壅筑：壅土填筑，此处为壅堵之意。《清史稿·志一百四·河渠四》："寓疏浚于壅筑之中。"

[2] 气海穴：据《幼科铁镜·卷一》"身面用灯火图"，气海位于会阴部，而非经络系统中的脐下1.5寸。

[3] 因诗悟礼：从《诗经》领悟周礼，即下文"触类旁通"之意。宋·陈祥道《论语全解·卷二·八佾第三》："子贡因礼以明诗，子夏因诗而悟礼。"

[4] 耳挖：挖耳垢的小勺子。

十二、急救醒神

【原文】令爪其病人人中，取醒。（《肘后备急方·救卒中恶死方第一》）

【按语】"卒中恶死"，即突然昏厥。掐人中（水沟）穴可急救醒神。也可掐十宣、少商等穴。

【原文】设有中风不省人事者，于患人印堂穴并人中穴，用指先掐人中穴五、七十度，方用两掌擦极热，摩印堂穴五、七十度。（《动功按摩秘诀·瘫痪诸穴道》）

【原文】 开闭法：小儿风痰闭塞，昏沉不醒，药不能入，甚至用艾火灸之，亦不知痛者。盖因痰塞其脾之大络，截其阴阳升降之隧道也，原非死证。急用生菖蒲、生艾叶、生姜、生葱各一握，共入石臼内捣如泥，以麻油、好醋同前四味炒热，布包之，从头项背胸四肢，乘热往下熨之。其痰一豁，倏然[1]而醒。此方不特小儿，凡闭证皆效。（《幼幼集成·卷三·神奇外治法》）

【注释】

[1] 倏（shū）然：迅疾貌。

十三、美容养颜

【原文】 静然可以补病，眦𫏋[1]可以休老。（《庄子·外物篇》）

【注释】

[1] 眦𫏋（miè）：按摩外眼角。𫏋，一作搣（miè）。郭庆藩《庄子集释》引郭嵩焘曰："《广韵》：'搣，按也，摩也。'似谓以两手按摩目眦。"清·段玉裁《说文解字注》云："《广韵》《玉篇》皆曰：搣者，摩也。然则搣颊旁者，谓摩其颊旁，养生家之一法。故《庄子》曰：'静默可以补病，眦搣可以休老。'"

【按语】 眦搣，指以两手按摩目外眦颞窝太阳穴部。如能坚持不懈，有明目除皱、抗老防衰的功效，可以延缓鱼尾纹的产生。这是一种自我美容按摩法。

【原文】 目下权[1]上，是决明保室，归婴[2]至道。以手旋耳，行者采明映之术也。旋于是，理开血散，皱兆不生，目华玄照，和精神盈矣。夫人之将老，鲜不始于耳目也。又老形之兆，亦发始于目际之左右也。以手乘额上，内存赤子，日月双明，上元欢喜，三九始眉，数毕乃止。此谓手朝三元，固脑坚发之道也。头四面以两手乘之，顺发就结，唯令多也。于是头血流散，风湿不凝。都毕，以手按目四眦，二九过，觉令见光分明，是检眼神之道。久为之，得见百灵。勤而行之，使手不离面乃佳，以成真人，犹不废也……反白[3]之要，事尽于此。（《真诰·卷之九·协昌期第一》）

【注释】

[1] 权：通"颧"，颧骨。本文前云："又以手心及指摩两目权上。"

[2] 归婴：回复到婴儿状态。见《道德经》："知其雄，守其雌，为天下溪。为天下溪，常德不离，复归于婴儿。"

[3] 反白：白发再黑。

【按语】 本文展示了一套南北朝时期道家秘传的头面按摩功法。包括按摩目下颧骨、旋耳、乘额、栉发、按目四眦。清代《寿世传真》的"分行外功诀"也有相关描述："用两大指背曲骨重按两眉旁小穴，三九二十七遍；又以手摩两目颧上，及旋转耳，行三十遍；又以手逆乘额，从两眉中间始，以入脑后发际中，二十七遍，仍须咽津无数（治耳目，能清明）。"道家养生的终极目标是"归婴"，明目养颜只是其客观效果之一。

【原文】 面上常欲得两手摩拭之使热，则气常流行。作时先将两掌摩热，然后以掌摩拭面目，高下随形，皆使极匝。如此三五过，却度手于项后及两鬓，更互摩发如栉头

之状，亦数十过。令人面有光泽，皱斑不生，发不白，脉不浮外，久行五年不辍，色如少女。(《摄生要义·按摩篇》)

十四、养生保健

【原文】小有不好，即须按摩挼捼[1]，令百节通利，泄其邪气也。凡人无问有事无事，恒须日别一度[2]遣人蹋脊背，及四肢头项，若令熟蹋，即风气时行不能着人。此大要妙，不可具论。(《太清道林摄生论·居处法》)

【注释】

[1] 挼(ruó)捼：挼，揉搓。捼，用手按。

[2] 日别一度：每天一次。

【按语】道林生平未详，其养生经验，部分收载于《养生要集》，陶弘景《养性延命录》曾取材于此书，自序亦曾提到道林。《太清导引养生经》也记载有《道林导引要旨》一书。《太清道林摄生论》今仅存《道藏》本。本文内容后被《备急千金要方·卷二十七·养性》转录而流传。

【原文】凡人支节腑脏，郁积而不宣，易成八疾：一曰风，二曰寒，三曰暑，四曰湿，五曰饥，六曰饱，七曰劳，八曰逸。凡斯诸疾，当未成时，当导而宣之，使内体巩固，外邪无自而入。迨[1]既感受，宜相[2]其机官，循其腠理，用手术[3]按摩疏散之，其奏效视汤液圆[4]散神速。(《华佗神医秘传·卷三·华佗按摩神术》)

【注释】

[1] 迨：等到。

[2] 相(xiàng)：查看。

[3] 手术：民国时期对推拿手法的称呼。

[4] 圆：指丸剂。

【按语】外邪侵犯人体的初期，是推拿手法干预而快速取效的好时机。未病先防，有病早治，体现了中医"治未病"的思想。

【原文】高子[1]曰：人身流畅，皆一气之所周通。气流则形和，气塞则形病。故《元道经》曰："元气难积而易散，关节易闭而难开。"人身欲得摇动，则谷气易消，血脉疏利。仙家按摩导引之术，所以行血气，利关节，辟邪外干，使恶气不得入吾身中耳。《传》曰："户枢不蠹，流水不腐。"人之形体，亦犹是也。故延年却病，以按摩导引为先。(《遵生八笺·延年却病笺上·左洞真经按摩导引诀》)

【注释】

[1] 高子：《遵生八笺》作者高濂的自称。

十五、以指代针

【原文】以上数法，乃以手代针之神术也。亦分补泻。(《针灸大成·卷十·认筋法歌》)

【原文】再自天庭至承浆各穴，掐一下，以代针法。(《幼科铁镜·卷一·面各穴图》)

【原文】指针，按摩术也，载在《内经》而其法失传，故后世鲜有深明其用者。其实按摩诸术，与金针之迎随补泻无二理。人身三百六十五骨节，十二经络，以及奇经八脉，各有交会起落、上下升降之路。人必深知经络脏腑气血往来顺逆之道，而后能以手运气，以指代针，闭者为之开，聚者为之散，有余者损之，不足者益之也。且按摩与金针并行不背，金针取效速而暂，按摩取效缓而时久。(《按摩十法·指针按摩术》)

【按语】《针灸大成》较早提到了"以手代针"，还有手法代针治疗腰痛的医案，详见本书第九章第一节。《幼科铁镜》记载掐以"代针"，《厘正按摩要术》中将夏禹铸之说概括为"以掐代针"。民国赵熙《按摩十法》将针灸之理法应用于推拿，倡导"指针按摩术"。推拿与针灸同为中医外治法。以手指点状刺激腧穴，称为指针或点穴，可以起到与针灸类似的作用，谓之"以指代针"。

十六、推拿代药

【原文】推拿代药赋

前人忽略推拿，卓溪[1]今来一赋。寒热温平，药之四性；推拿揉掐，性与药同。用推即是用药，不明何可乱推？推上三关，代却麻黄肉桂；退下六腑，替来滑石羚羊。水底捞月，便是黄连犀角；天河引水，还同芩柏连翘。大指脾面旋推，味似人参白术，泻之则为灶土石膏；大肠侧推虎口，何殊诃子炮姜，反之则为大黄枳实。涌泉右转不揉，朴硝何异；一推一揉右转，参术无差。食指泻肝，功并桑皮桔梗；旋推止嗽，效争五味冬花。精威拿紧，岂美牛黄贝母；肺俞重揉，漫夸半夏南星。黄蜂入洞，超出防风羌活；捧耳摇头，远过生地木香。五指节上轮揉，乃祛风之苍术；足拿大敦鞋带[2]，实定掣之钩藤。后溪推上，不减猪苓泽泻；小指补肾，焉差杜仲地黄。涌泉左揉，类夫砂仁蔻叶；重揉手背，同乎白芍川芎。脐风灯火十三[3]，恩符再造；定惊元宵十五[4]，不啻[5]仙丹。病知表里虚实，推合重症能生；不谙推拿揉掐，乱用便添一死。代药五十八言，自古无人道及，虽无格致[6]之功，却亦透宗[7]之赋。(《幼科铁镜·卷一·推拿代药赋》)

【注释】

[1] 卓溪：即本文作者夏鼎(1635—1715年)，字禹铸，号卓溪。安徽贵池人。清代儿科医家。

[2] 鞋带：即解溪穴。

[3] 灯火十三：民间的一种灯火灸法，用灯心草蘸麻油点火后在体表直接点灼。《幼科铁镜》身面用灯火图："脐风灯火：囟门、眉心、人中、承浆、两手大指少商、脐心、脐轮，共十三燋。"即囟门、眉心、人中、承浆各一燋，左右少商各一燋，脐心一燋，脐轮周围六燋，共十三燋。燋(zhuó)，古同"灼"，火烧。

[4] 元宵十五：民间的一种灯火灸法。《幼科铁镜》身面用灯火图："定惊元宵灯火：囟门、眉心、脐心、脐轮、合骨、鞋带，各穴共十五燋。"即囟门、眉心、脐心各一燋，脐轮周围六燋，左右合骨各一燋，鞋带四燋，共十五燋。清·王锡鑫《幼科切

要》元宵灯火歌："元宵灯火本十五，囟门眉心两合骨，脐轮脐心共七燋，鞋带四燋救儿苦。"

［5］不啻（chì）：不止，不只。

［6］格致："格物致知"的缩写。考察事物的原理法则而总结为理性知识。《礼记·大学》："致知在格物，物格然后知至。"

［7］透宗：透彻阐发宗旨。

【按语】《儒门事亲》有"针之理，即所谓药之理"之论。"推拿代药"则是《幼科铁镜》进一步的理论创新。作者认为小儿推拿操作法具有"寒热温平"等药性，推拿特定穴有"代药"的作用。

【原文】推拿代药骈言

推拿纯凭手法，施治须察病情。宜按宜摩，寓有寒热温平之妙；或揉或运，同一攻补汗下之功。推上三关，温能发表；退下六腑，凉可除烦。推五经，则补泻兼施；运八卦，则水火既济。开气机以防气闭，丹凤摇头；止寒嗽而涤寒痰，黄蜂入洞。术施神阙，宛然导滞温脾；水取天河，不亚清心凉膈。往来寒热，分阴阳，则汤代柴胡；消化迟延，运脾土，则功逾术附。飞经走气，重在流通；按弦搓摩，何愁结滞。主持温性，传双凤展翅之神；驱逐寒邪，作二龙戏珠之势。急惊者，肝风暴动，掐揉合谷，自无痰壅气促之虞；慢惊者，脾土延虚，推运昆仑，致免肢冷腹疼之苦。虽牙关紧闭，推横纹，便气血宣通；纵人事昏沉，掐指节，而神经活泼。宜左宜右，能重能轻。举手之劳，可回春于倾刻；得心之处，调气息于临时。与其用药有偏，或益此而损彼，何如按经施术，俾兼顾而并筹。既无虑肌肉筋骨之伤，更可免针灸刀圭之险。可以平厥逆，定抽搐，原凭指上工夫；非惟止呕吐[1]，醒昏迷，不费囊中药石。运土入水，而泄泻止；运水入土，而痢疾瘳。一掐一揉，自成妙诀；百发百中，尤胜仙丹。莫谓不抵千金，视为小道；果尔能参三昧，定是知音。（《推拿捷径·推拿代药骈言》）

【注释】

［1］非惟止呕吐：原作"非惟止吐"，根据骈体文上下句对仗的格律，此句应与上句"可以平厥逆"结构和字数对应，故补入"呕"字。

【按语】本文继承了《幼科铁镜》"推拿代药"的学术思想，进一步提出了推拿小儿特定穴有代替相应方剂的功用。文中的"导滞""温脾""清心""凉膈""柴胡""术附"皆为中医方剂名。

第二节　推拿治法

一、温法

【原文】寒气客于背俞之脉则脉泣[1]，脉泣则血虚，血虚则痛。其俞[2]注于心，故相引而痛。按之则热气至[3]，热气至则痛止矣[4]。（《素问·举痛论》）

【注释】

[1] 泣：同"涩"。

[2] 俞：指背俞。

[3] 按之则热气至：王冰注："按之则温气入。温气入则心气外发，故痛止。"

[4] 热气至则痛止矣：《黄帝内经太素》杨注："按之不移其手，则手热，故痛止。"《古今医统大全·卷二十二》注云："按之则热气至，即按而摩之而使之热，则热气至也，导引是矣。"

【按语】《素问·至真要大论》提出了"寒者热之""劳者温之""损者温之"的大法。《圣济总录》认为："血气得温则宣通，得寒则凝泣。"温法，是指温散寒邪、回复阳气的治法。前者针对实寒，后者针对虚寒，故温法适用于一切寒证，主要指虚寒证、里寒证。如为表寒证，当以辛温解表的汗法治之。推拿的温法，有温经止痛、温脾助运、温肺化痰、温通心阳、温补肾阳、温阳调经等具体运用。适用于温法的手法，可选用产热效应好的手法，如擦法、摩法、振法，以及熨法、热敷法等。

二、通法

【原文】惊则脉气并，恐则神不收，脉并神游，故经络不通而为不仁之病矣。夫按摩者，所以开通闭塞，导引阴阳。醪药者，所以养正祛邪，调中理气。故方之为用，宜以此焉。（《素问·血气形志》王冰注）

【按语】本文为王冰对《素问·血气形志》"形数惊恐，经络不通，病生于不仁，治之以按摩醪药"的注释。通法是推拿的特色治法。推拿的通法针对经络之气不通、脏腑之气不通和诸窍闭塞不通等不同病机，而有通血脉、通关节、通肺气、通腑气、通乳腺、通喉窍、通鼻窍、通脑窍、通毛窍等具体治法。

【原文】凡百病证，皆以气血为主。通则无积，不通则积。新则积小，久则积大。不论大小内外病证，果能揉之，使经络气血通畅，则病无不愈者。（《修昆仑证验·揉积论》）

【按语】不通则积，不通则痛，不通则病。通则无积，通则不痛，通则病愈。

【原文】推，以通其血气。气滞血瘀，百病生焉，故以通之。（《一指阳春·展指十则》）

【原文】筋自受病，通之为难。寒热自在于筋，病以痛为输，不依余输也。（《黄帝内经太素·卷十三身度·经筋》）

【按语】经筋非中空的管道而有别于经脉，故筋以松为通，以顺为通。推拿取穴多"以痛为输"，以压痛点按揉和擦法为主，结合拉伸肌肉的拔伸法，可放松肌肉，治疗急慢性软组织损害性疼痛及其相关征象。

三、补法

【原文】须知外治者，气血流通即是补，不药补亦可。（《理瀹骈文·略言》）

【原文】按摩补五脏法：热摩手心，熨两眼，每二七遍，使人眼目自然无障翳，明目去风。频拭额上，谓之修天庭，连发际二七遍，面上自然光泽。又以中指于鼻梁两边揩二三十遍，令表里俱热，所谓灌溉中州，以润于肺。以手摩耳轮，不拘遍数，所谓修其城廓，以补肾气，以防聋聩，亦治不睡。按气血流通即是补，非必以参、苓为补也。（《理瀹骈文》）

【原文】推用补法，以两大指循经着穴，顺其气道之行而推助之，即《内经》"随而济之"之意。何经气不足，则从何经之穴起处，用指推行，推至何经之穴止处而停。如补足太阳膀胱之气，即从两目内眦睛明穴起，从头上返转项上，由项上推至背上，由背上推至臀上，由臀上推至腿上，又由腿上推至足上之至阴穴而止。如补手太阴肺气，即从乳上中府、云门穴起，循经按穴，渐渐推至大指鱼际、少商穴而止。无论阴经阳经，总以顺气道推行为补法。每经过一穴，必用力以指多推几次，即用九阳数也。此两经如是，他经亦如是，在腹、在背亦如是。（《按摩十法·推拿法》）

【按语】

（1）《内经》曰："虚则补之""损者益之"。补法是补益机体虚损不足的治法。推拿作为一种外治法，其补益机制与中药内服的补气、养血、滋阴、壮阳、益精有无不同？《理瀹骈文》提出的外治法"气血流通即是补"的观点，很好地回答了这一问题，对完善推拿外治的理论体系有重要意义。

（2）面部五官内连五脏。通过按摩面部五官来补五脏，是中医藏象学说、经络学说在推拿中的具体运用。

（3）民国时期，推拿理论体系尚不完备。山西针灸推拿大家赵熙将针灸的补泻理论引入推拿，认为"按摩诸术，与金针之迎随补泻无二理"，即借鉴了针灸的"迎随""九六"补泻法。

（4）推拿补法，多采用一指禅推法、缠法、揉法、摩法、擦法等基本拿手法，在特定的部位或腧穴上操作。典型的推拿操作法有摩腹，摩丹田，掌擦命门，掌振丹田，按揉肾俞、脾俞、心俞、肺俞、气海、关元等。

（5）推拿补法，还可以借助药物外治，即采用膏摩法，运用有补益作用的摩膏，以手法助药力，通过药物经皮吸收，起到补益作用。如应用《圣济总录》的"大补益摩膏"等。

四、泻法

【原文】推用泻法，以两大指头循经着穴，迎其经络气道而逆推之，即《内经》"迎而夺之"之意。何经有邪，即从何经起止穴处推起，由下至上，或由上至下，由左至右，或由右至左，渐渐推至何经之穴起止处而停。如泻腹上任脉，即由颐上承浆穴起，渐渐推至脐下中极上。如泻腿上足厥阴肝，即从腹上肋骨内期门穴起，渐渐推至足行间、大敦穴止。凡所经过之穴，亦必着力前推。推之次数，亦是六数一停，如金针之行六阴数也。且推而兼揉，能活动推散穴中之结气。故推用泻法，能治癥瘕积聚诸疾病。（《按摩十法·推拿法》）

【按语】本文借用了针灸的"迎随""九六"补泻法，对"按摩十法"中推法之泻法作了阐述。《灵枢·经脉》有云："盛则泻之。"广义的泻法，泛指各种驱邪外出之法，发汗、催吐、排痰、通便、利尿均为泻法。

五、汗法

【原文】所谓三法[1]可以兼众法者，如引涎、漉涎、嚏气、追泪，凡上行者，皆吐法也。灸、蒸、熏、渫、洗、熨、烙、针刺、砭射、导引、按摩，凡解表者，皆汗法也。催生下乳、磨积逐水、破经泄气，凡下行者，皆下法也。以余之法，所以赅[2]众法也。然予亦未尝以此三法，遂弃众法，各相其病之所宜而用之。（《儒门事亲·卷二·汗下吐三法赅尽治病诠十三》）

【注释】

[1] 三法：指汗、吐、下三法。

[2] 赅（gāi）：包括，兼。

【按语】汗法，是指通过开泄腠理、发汗祛邪，以解除表证的治疗方法。亦称解表法。最初的汗法，用于外感表证。后来其适应范围不断扩大，一切邪在肌表、腠理闭塞之证，皆可用汗法治之。金元四大家之一的张从正力主攻邪，认为汗吐下三法可以赅尽治病之法。并将按摩、导引、针灸、蒸、熏等有解表作用的疗法均列为汗法，扩大了汗法的范围。推拿疗法中的汗法，一般采用擦法、推法、点法、拿法、熨法等刺激较强的手法，直接取汗。治疗部位多选用背部足太阳膀胱经、项部、肩井等。

【原文】疏表法：小儿发热，不拘风寒食饮，时疫痘疹，并宜用之。以葱一握[1]，捣烂取汁，少加麻油在内，和匀，指蘸葱油，摩运儿之五心[2]、头面、项背诸处，每处摩擦十数下，运完，以厚衣裹之，蒙其头，略疏微汗，但不可令其大汗。此法最能疏通腠理，宣行经络，使邪气外出，不致久羁荣卫，而又不伤正气，诚良法也。（《幼幼集成·卷三·神奇外治法》）

【注释】

[1] 一握：一把。

[2] 五心：左右手足心，加头顶心。

【按语】汗法是小儿推拿常用治法之一。小儿推拿疗法有特殊的汗法操作。《幼科铁镜》的"推拿代药赋"认为"推上三关，代却麻黄肉桂"，即"推上三关"的操作法有发汗解表的作用。

【原文】凡小儿寒热互作，鼻流清涕，或昏迷不醒，一切急慢惊风等证，须用葱姜煎汤，以左手托病者头后，用右手大指面，蘸汤摩洗两鼻孔三十六次，谓之"洗井灶"，以通脏腑之气。随用两大指，蘸汤摩洗鼻两边二十四次。后又蘸汤，由鼻梁山根，推至印堂囟门三十六次。再用两手食指、中指、无名指、小指，将病者两耳攀转向前，掩两耳门，即以两大指自天庭左右，分推两额各三十六次。又以大指掐两太阳并印堂二十四次。掐后又将全指揉二十四次。再用两大指按两太阳，两中指按脑后两风池穴，一齐用力，按、摇三十六次，令小儿大哭出汗。即当时无汗，随后亦自有汗。或蘸葱姜汤推肺俞穴、一窝风、内劳宫、二人上马等处，皆取汗法也……是法于风寒外感最宜。（《厘正按摩要术·卷二·汗法》）

【按语】小儿推拿的汗法操作，常需配合葱汁、姜汁、葱姜汁等介质。另，小儿推拿复式操作法中的"黄蜂入洞"法，也是发汗清热的效法。

六、和法

【原文】血和则经脉流行，营覆阴阳，筋骨劲强，关节清利矣。卫气和则分肉解利，皮肤调柔，腠理致密矣。志意和则精神专直，魂魄不散，悔怒不起，五脏不受邪矣。寒温和则六腑化谷，风痹不作，经脉通利，肢节得安矣。此人之常平也。（《灵枢·本脏》）

【按语】《灵枢》所说的"常平"，是生命的理想状态。人一旦脏腑功能失衡，气血阴阳不调，升降出入紊乱，失去或偏离了"常平"状态，就是病态了。其治疗大法，就是"和法"。和者，调和也，使偏离和谐功能状态的矛盾双方复归于"常平"也。即《素问·至真要大论》的"谨察阴阳所在而调之，以平为期"。《素问·汤液醪醴论》的"平治于权衡"。

凡平衡阴阳，双向调节，均属广义的"和法"。因推拿八法中已单列"补法""泻法"，且有形之邪，可以温、通、汗、清诸法治之，所以这里的"和法"，适用于既非正气虚损，又非邪气侵害，也无内生的痰浊、瘀血、食积之类，主要针对无形之邪，或单纯性脏腑功能失调性疾病，也可用于调整亚健康状态。有调和气血、和络舒筋、调整错缝、和解少阳、调和胃肠、和气安神等不同应用。

【原文】按穴拿之，以舒其气；对症推之，以和其血。（《秘传推拿妙诀·钱汝明序》）

【原文】（一）用大指在儿四横纹往来搓之和气血；（二）用大指自阴阳穴两头向中合之能和气血；（三）用大指在儿五经纹往来搓之治血气不和。（《推拿精要保赤必备·和气血法》）

【按语】此为小儿推拿之和气血法。

【原文】脏腑癥结之法，以一人按其小腹揉之，不可缓，不可急，不可重，不可轻，最难之事，总以中和为主。揉之数千下乃止，觉腹中滚热。（《石室秘录·卷三·摩治法》）

【按语】和法的推拿操作妙在"中和"二字，宜柔和、温和、平稳、均匀，轻重有度，徐疾适中，平补平泻。

调和胃肠，是推拿和法的应用之一，适用于胃肠不和之证。《素问·逆调论》："胃不和则卧不安。"推拿对于胃肠运动功能的作用，可用双向调节来概括。可使因胃肠蠕动亢进而便溏泄泻者止泻，亦可使胃肠蠕动抑制而便秘难出者通便。推拿对于消化腺的分泌也有双向调节作用。推拿手法多取揉法、摩腹法、搓法、擦胁肋法等。

【原文】 往来寒热，分阴阳，则汤代柴胡。（《推拿捷径·推拿代药骈言》）

【按语】 病在半表半里，寒热往来，古有和解少阳之法。推拿亦有类似小柴胡汤的功用。推拿操作可取手足少阳经和章门、期门、间使等腧穴，搓胁、擦胁肋，小儿推拿复合操作法中的按弦走搓摩皆可采用。《理瀹骈文》还有“疟用柴胡擦背”法。

七、散法

【原文】 散者能驱散风邪暑湿之气，摅阴寒湿浊之毒，发散四肢之壅滞，除剪五脏（之）结伏，开肠和胃，行脉通经，莫过于散也。（《景岳全书·卷一·传忠录上》）

【按语】《素问·至真要大论》云“结者散之”“抑者散之”。《素问·阴阳应象大论》：“其实者，散而泻之。”散法，是指通过行气、活血、发散等，消散无形气结及有形结块的治疗方法。散法既针对有形之结，如包块、瘰疬、积聚，“结者散之”；亦可治疗无形之结，如肝气郁结、抑郁症，属“抑者散之”。推拿之散法，有散气血凝结、散经筋之结、散脏腑癥结、散肝气郁结等不同应用。

【原文】 或因跌扑闪失，以致骨缝开错，气血郁滞，为肿为痛，宜用按摩法，按其经络，以通郁闭之气，摩其壅聚，以散瘀结之肿，其患可愈。（《医宗金鉴·正骨心法要旨·手法释义》）

【按语】 散气血凝结之肿痛为推拿所擅长。其治疗方法，《医宗金鉴·正骨心法要旨》采用按摩法和“振梃法”。

【原文】 缘病在皮里膜内，药力不能到也，在外揉之，竟可消散。今之所谓积者，即如瘿瘤使之反生于内，得不统谓气血之积乎？独可专仗药力消之乎？总之，凡百病证，皆以气血为主。通则无积，不通则积，新则积小，久则积大。不论大小内外病证，果能揉之，使经络气血通畅，则病无不愈者，不必先争此揉积之名分今古也。再以浅近者申之，如头痛揉提太阳及眉心，立见轻爽；喉痛重提项前，亦见效验；小有肿痛疮疖，揉之立时解散。揉之为法，有益无损，且可窒病之源，拔病之根，思患预防之道，无过是者，岂反不及临渴掘井之医药耶？（《修昆仑证验·揉积论》）

【按语】 本文论述皮里膜内之积的“揉散”法。散结消积的机理，在于气血流通。一指禅推拿流派治疗疔疮疖肿，则用操作频率较快的缠法消散之。

【原文】 脐下气海穴，按之如石，此寒结气聚，积而不散。令人身困肢弱，昼夜不安。用手法按摩揉搌[1]之，引腰痛、外肾紧。按切无度，觉气发散，有余热投四肢，病块消矣。此经络自通，无闭塞凝滞也。（清《按摩经·移山倒海十六》）

【注释】

[1] 搌（zhǎn）：轻轻地擦拭。

【按语】 本文之按摩消散法，乃针对脏腑之癥瘕积聚。癥、瘕、积、聚，四者形状各有不同。一般以腹中坚硬，按之应手，不能移动为癥；腹中虽硬而聚散无常，且可活动，或上或下，或左或右为瘕。气聚为瘕，血瘀为癥。二者多见于脐下。积属阴，为血滞而不濡，五脏所主，发有常处，痛不离部；聚属阳，为气留而不行，六腑所成，发无定所，痛无常处。

八、清法

【原文】大热遍身，狂而妄见、妄闻、妄言，视足阳明及大络取之[1]，虚者补之，血[2]而实者泻之。因其[3]偃卧，居其头前，以两手四指挟按颈动脉[4]，久持之，卷而切推，下至缺盆中，而复止如前，热去乃止，此所谓推而散之者也。（《灵枢·刺节真邪》）

【注释】

[1] 足阳明及大络取之：《黄帝内经太素·卷二十二九针之二·五邪刺》："足阳明主气，其气强盛，狂妄见闻及妄言，多因此脉，故取阳明正经及络以去之也。"

[2] 血：指瘀血。

[3] 其：《黄帝内经太素》作"令"。

[4] 以两手四指挟按颈动脉：明·马莳注："以两手各用大指、食指共四指，挟其颈动脉而按之。"颈动脉，《黄帝内经太素》注："颈人迎之脉。"

【按语】

《素问·至真要大论》："热者寒之""温者清之"。清者，清热也。清法，是指通过清热泻火以清除外感内生之热邪的治法。清法适用于外感热邪入里；或其他外邪如风、寒、湿之邪入里化热；或七情过极端，气机失调，郁而化火；或痰湿瘀血，饮食积滞，积蓄化热；或阴液不足，阴虚阳亢等所致的里热证。

推拿清热，无药物苦寒伤及脾胃之虞。手法多取摩擦类、挤压类手法为主。并可用凉开水、葱汁、滑石粉等介质。推拿清热，有清营凉血、清热祛暑、清腑导滞、滋阴清热等不同应用。外感表证之发热的推拿治法，参见本节的"汗法"。

注意：双手如同时挟按颈动脉有一定危险性。

【原文】推上三关，代却麻黄肉桂；退下六腑，替来滑石羚羊。水底捞月，便是黄连犀角；天河引水，还同芩柏连翘。（《幼科铁镜·卷一·推拿代药赋》）

【按语】

《幼科铁镜》从推拿代药的视角认为，推拿具有清热凉血等作用。小儿推拿疗法，有清心经、清肝经、清五经、清天河水、退下六腑等清法操作。《幼幼集成》有以手法为主治疗小儿里热的"清里法"，称"一切诸热，皆能退去"。

思考题

1. 请根据古代文献谈谈对推拿基本作用的认识。

2. 推拿的基本治法有哪些？与中医治法相比有何特点？

第四章 推拿手法 ▷▷▷▷

【导　学】

　　推拿手法，是中医推拿学的核心部分。通过本章的学习，可以了解历代推拿手法的沿革和各个时期推拿手法的特色，理解古人对推拿手法补泻的认识，知道什么是正骨八法、小儿推拿八法和一指禅推拿流派十大手法，了解动脉按压法、踩蹻法等特殊手法，还能看到捏脊法、㨰法的最早文献记载。

一、《医宗金鉴》论正骨手法

　　【原文】夫手法者，谓以两手安置所伤之筋骨，使仍复于旧也。但伤有轻重，而手法各有所宜。其痊可之迟速，及遗留残疾与否，皆关乎手法之所施得宜，或失其宜，或未尽其法也。盖一身之骨体，既非一致，而十二经筋之罗列序属，又各不同，故必素知其体相，识其部位，一旦临症，机触于外，巧生于内，手随心转，法从手出。或拽之离而复合，或推之就[1]而复位，或正其斜，或完其阙[2]，则骨之截断、碎断、斜断，筋之弛纵、卷挛、翻转、离合，虽在肉里，以手扪之，自悉其情。法之所施，使患者不知其苦，方称为手法也。况所伤之处，多有关于性命者，如七窍上通脑髓，膈近心君，四末受伤，痛苦入心者。即或其人元气素壮，败血易于流散，可以克期[3]而愈，手法亦不可乱施；若元气素弱，一旦被伤，势已难支，设手法再误，则万难挽回矣。此所以尤当审慎者也。盖正骨者，须心明手巧，既知其病情，复善用夫手法，然后治自多效。诚以手本血肉之体，其宛转运用之妙，可以一己之卷舒[4]，高下疾徐，轻重开合，能达病者之血气凝滞，皮肉肿痛，筋骨挛折，与情志之苦欲也。较之以器具从事于拘制[5]者，相去甚远矣。是则手法者，诚正骨之首务哉。（《医宗金鉴·正骨心法要旨·手法总论》）

　　【注释】

　　[1] 就：趋向，接近。

　　[2] 阙：通"缺"。

　　[3] 克期：在严格规定的期限内。

　　[4] 以一己之卷舒：此指凭手法操作者的心意随时酌情变化手法，即前文所谓"手随心转"者也。一己，自己一人，个人。《关尹子·三极》："圣人不以一己治天下，而以天下治天下。"卷舒，原指卷起与展开，进而表示进退变化。

［5］拘制：系缚。此特指伤科固定法。《医宗金鉴·正骨心法要旨·器具总论》云：（抱膝）"用于膝盖，虽拘制而不致痛苦矣。"

【按语】本文强调了人体解剖学和手法触诊对手法正骨的重要性，提出了正骨手法应"使患者不知其苦"的训诫，对手法在外治法中的地位和作用给予了很高的评价。

二、手法贵柔

【原文】导引者，但欲运行血气而不欲有所伤也，故惟缓节柔筋而心和调者乃胜是任，其义可知。今见按摩之流，不知利害，专用刚强手法，极力困人，开人关节，走人元气，莫此为甚。病者亦以谓法所当然，即有不堪，勉强忍受。多见强者致弱，弱者不起，非惟不能去病，而适以增害。用若辈[1]者，不可不为知慎。（《类经·十九卷针刺类·官能》）

【注释】

［1］若辈：这些人，这等人。

【按语】本文是张景岳对《灵枢·官能》"导引"的解释，表明了张景岳对导引按摩的态度以及对当时手法意外现象的关注。

三、手法补泻

【原文】以金针刺穴，而分阴阳气道，以为补泻迎随，曰针刺法。以指头按穴，而分升降起落，以为顺逆上下者，曰按摩术。按摩与金针无二理。知金针补泻者，即知按摩补泻。盖阴升阳降，经络顺逆之道，男女一体，老幼同气，在医者辨别寒热虚实，以为迎夺随济。金针如是，按摩亦如是，所异者，用针、用指，手法不同耳。余编著《针灸真传[1]》书时，曾谈过指针法，但欠详细。余阅读历代按摩书，结合亲身实践，深知补泻不明，则按摩不灵。若洞悉阴阳之路，则用针灵，用指亦灵，针法、指法原无二致。故未有不明经络起止、金针补泻而能知指针补泻者，亦未有不知指针补泻而按摩能收效验者。俗语云："千般容易学，一诀最难求。"非虚言也。余自了解针诀后，凡诸书所载按摩法，孰得孰失，一见自明。盖仅言指法，而不言补泻，终为不全面之浅谈。余积数十年心得经验，将常用而有效之按摩手法，简列十种，每一指法下必著明何为补，何为泻，用法若何，未述及治疗全愈各病。希望按摩学术，发扬光大，与金针配合，对医疗保健多做贡献。是否正确，愿以质诸[2]精于按摩者，共同研究。

一九三四年一月山西雁门缉庵赵熙序于并垣客次。

（《按摩十法·自序》）

【注释】

［1］针灸真传：民国赵熙、孙秉彝、王秉礼著，1923 年山西代县亨利书局石印。

［2］质诸：质，问明，辨别。诸，"之于"的合音。

【按语】本段为赵熙《按摩十法》的自序，通篇论述按摩补泻的重要性。他认为按摩以指按穴与针刺以针刺穴类似，"知金针补泻者，即知按摩补泻"，可以看出他对按摩补泻的认识借鉴了针灸学的理论。

【原文】推拿之术，自以一指禅为完备。一指禅之手术[1]，即搓、抄、滚、捻、缠、揉、按、摩、推、拿十种。其效能与攻、补、汗、下之医理同。施术前应切脉以查病情，按筋以明征兆。患在何部，即施十门中之何法。例如病宜攻即用滚，病宜补即用缠。能使患处受益，而他部无损。非若用药益此损彼，不能兼顾也。（《一指禅推拿说明书·推拿之效能》）

【注释】

［1］手术：民国时期对推拿手法的称呼。

【按语】

（1）作者认为滚法属于泻法，缠法属于补法。

（2）"按筋以明征兆"，指手法触诊。

（3）"能使患处受益，而他部无损"，强调了推拿有治疗作用而无副作用。清代钱汝明在《秘传推拿妙诀》序言中也指出，推拿能使"阴阳调则诸病自去，补泻寓而本原不伤。"

四、正骨八法

【原文】摸法：摸者，用手细细摸其所伤之处，或骨断、骨碎、骨歪、骨整、骨软、骨硬、筋强、筋柔、筋歪、筋正、筋断、筋走、筋粗、筋翻、筋寒、筋热，以及表里虚实，并所患之新旧也。先摸其或为跌扑，或为错闪，或为打撞，然后依法治之。

接法：接者，谓使已断之骨，合拢一处，复归于旧也。凡骨之跌伤错落，或断而两分，或折而陷下，或碎而散乱，或歧而旁突，相其形势，徐徐接之，使断者复续，陷者复起，碎者复完，突者复平。或用手法，或用器具，或手法、器具分先后而兼用之，是在医者之通达也。

端法：端者，两手或一手擒定应端之处，酌其重轻，或从下往上端，或从外向内托，或直端、斜端也。盖骨离其位，必以手法端之，则不待旷日迟久，而骨缝即合，仍须不偏不倚，庶愈后无长短不齐之患。

提法：提者，谓陷下之骨，提出如旧也。其法非一，有用两手提者，有用绳帛系高处提者，有提后用器具辅之不致仍陷者，必量所伤之轻重浅深，然后施治。倘重者轻提，则病莫能愈；轻者重提，则旧患虽去，而又增新患矣。

按摩法：按者，谓以手往下抑之也。摩者，谓徐徐揉摩之也。此法盖为皮肤筋肉受伤，但肿硬麻木，而骨未断折者设也。或因跌扑闪失，以致骨缝开错，气血郁滞，为肿为痛，宜用按摩法，按其经络，以通郁闭之气，摩其壅聚，以散瘀结之肿，其患可愈。

推拿法：推者，谓以手推之，使还旧处也。拿者，或两手一手捏定患处，酌其宜轻宜重，缓缓焉以复其位也。若肿痛已除，伤痕已愈，其中或有筋急而转摇不甚便利，或有筋纵而运动不甚自如，又或有骨节间微有错落不合缝者，是伤虽平，而气血之流行未畅，不宜接、整、端、提等法，惟宜推拿，以通经络气血也。盖人身之经穴，有大经细络之分，一推一拿，视其虚实酌而用之，则有宣通补泻之法，所以患者无不愈也。

以上诸条，乃八法之大略如此。至于临证之权衡，一时之巧妙，神而明之，存乎其

人矣。(《医宗金鉴·正骨心法要旨·手法释义》)

【按语】摸、接、端、提、推、拿、按、摩，为正骨科之八种常用手法，称为"正骨八法"。摸法主要是诊断手法，其重要性位列正骨八法之首。正骨八法中，按摩适用于"骨未断折者"，推拿适用于脱位错缝者。

五、小儿推拿八法

【原文】按法

《异法方宜论[1]》："痿厥寒热，其治宜导引按蹻。故导引按蹻者，亦从中央出也。"王注："湿气在下，故多病痿弱气逆及寒热也。导引，谓摇筋骨，动支节。按，谓抑按皮肉；蹻，谓捷举手足。"《生气通天论[2]》："冬不按蹻，春不鼽衄[3]。"王注："按，谓按摩。蹻，谓如蹻捷者之举动手足，是所谓导引也。然扰动筋骨，则阳气不藏，春阳气[4]上升，重热熏肺，肺通于鼻，病则形之，故'冬不按蹻，春不鼽衄[5]。'鼽，谓鼻中水出。衄[6]，谓鼻中血出。"《离合真邪论[7]》："按而止之。"《血气形志论[8]》："形数惊恐，经络不通，病生于不仁，治之于按摩醪药。"王注："惊则脉气并，恐则神不收，脉并神游，故经络不通而为不仁之病矣。夫按摩者，所以开通闭塞，导引阴阳。醪药，谓酒药也。养正祛邪，调中理气也[9]。"《内经》载按法者多，其中有不可按者，按则增病，有不可不按者，按则疗病，故辨证。总之古人用按摩法，无人不治，不拘婴孩也。《尔雅·释诂》："按，止也。"《广韵》："按，抑也。"周于蕃谓："按而留之者，以按之不动也。"按字从手从安，以手探穴而安于其上也。俗谓推拿。拿，持也。按，即拿之说也。前人所谓拿者，兹则以按易之。以言手法，则以右手大指面直按之，或用大指背屈而按之，或两指对过合按之。其于胸腹，则又以掌心按之。宜轻宜重，以当时相机行之。(《厘正按摩要术·卷二·按法》)

【注释】

[1] 异法方宜论：即《素问·异法方宜论》。

[2] 生气通天论：即《素问·生气通天论》。

[3] 冬不按蹻，春不鼽衄：出自《素问·金匮真言论》，而非《素问·生气通天论》。

[4] 气：据《素问·金匮真言论》补。

[5] 则形之……春不鼽衄：据《素问·金匮真言论》补。

[6] 衄：原作"病衄"，据《素问·金匮真言论》改。

[7] 离合真邪论：即《素问·离合真邪论》。

[8] 血气形志论：即《素问·血气形志》。

[9] 醪药……理气也：《素问·血气形志》王冰注释的原文为："醪药者，所以养正祛邪，调中理气。故方之为用，宜以此焉。醪药，谓酒药也。"

【原文】摩法

《素问·病能篇》："摩之，切之。"《至真要大论[1]》："摩之，浴之。"《调经论[2]》言"按摩勿释"者再。《离合真邪论[3]》："治之以按摩醪药[4]。"前汉《艺文志[5]》

《黄帝岐伯按摩》十卷；《小儿按摩经》，四明陈氏著集，载《针灸大成》。周于蕃曰："按而留之，摩以去之。"又曰："急摩为泻，缓摩为补。"摩法较推则从轻，较运则从重。或用大指，或用掌心，宜遵《石室秘录》摩法，不宜急，不宜缓，不宜轻，不宜重，以中和之义施之。其后掐法属按，揉法、推、运、搓、摇等法，均从摩法出也。（《厘正按摩要术·卷二·摩法》）

【注释】

[1] 至真要大论：即《素问·至真要大论》。

[2] 调经论：即《素问·调经论》。

[3] 离合真邪论：原作《离合真神论》，据《素问·离合真邪论》改。

[4] 治之以按摩醪药：此句出《素问·血气形志》，非《素问·离合真邪论》。

[5] 艺文志：即《汉书·艺文志》。

【原文】掐法

掐：《说文》："爪刺也。"《玉篇》："爪按曰掐。"周于蕃："掐由甲入也。"夏禹铸曰："以掐代针也。"小儿久病且重者，先将人中一掐以试之。当即有哭声，或连哭数声者生；否则哭如鸦声，或绝无声响者难治。但医者仍勿轻弃，以期生机于万一，是亦好生之德也。掐法以大指甲按主治之穴，或轻或重，相机行之。（《厘正按摩要术·卷二·掐法》）

【原文】揉法

周于蕃曰："揉以和之。"揉法，以手宛转回环，宜轻宜缓，绕于其上也。是从摩法生出者。可以和气血，可以活筋络，而脏腑无闭塞之虞矣。（《厘正按摩要术·卷二·揉法》）

【原文】推法

《广意[1]》曰："凡推而向前者，必期如线之直，毋得斜曲，恐伤动别经而招患也。"古人有推三回一之法。谓推去三次，带回一次。若惊风用推不可拘成数，但推中略带几回便是。其手法：手内四指握定，以大指侧着力直推之。推向前去三次，或带回一次。如干推则恐伤皮肤，《广意》春用热水，秋用葱姜水，以手指蘸水推之。水多须以手拭之，过干则有伤皮肤，过于湿则难于着实，以干湿得宜为妙。夏禹铸曰："往上推为清，往下推为补。"周于蕃曰："推有直其指者，则主泻，取消食之义。推有曲其指者，则主补，取进食之义。"内伤者用香薷少许和水推之，外感用葱姜煎水推之，抑或葱姜香薷并用，入水推之。是摩中之手法最重者。凡用推必蘸汤以施之。（《厘正按摩要术·卷二·推法》）

【注释】

[1] 广意：即清熊应雄《推拿广意》。

【原文】运法

周于蕃曰："运则行之。"谓四面旋绕而运动之也。宜轻不宜重，宜缓不宜急。俾血脉流动，筋络宣通，则气机有冲和之致，而病自告痊矣。（《厘正按摩要术·卷二·运法》）

【原文】搓法

周于蕃曰："搓以转之。"谓两手相合，而交转以相搓也。或两指合搓，或两手合搓，各极运动之妙。是从摩法中生出者。（《厘正按摩要术·卷二·搓法》）

【原文】摇法

周于蕃曰："摇则动之。"又曰："寒症往里摇，热症往外摇。"是摇也，摇动宜轻，可以活经络，可以和气血。亦从摩法之中变化而出者。（《厘正按摩要术·卷二·摇法》）

【按语】以上按、摩、掐、揉、推、运、搓、摇八种小儿按摩手法，最早见于明代《小儿按摩经》，清代《厘正按摩要术》对此作了专篇总结。

六、《按摩经》操作法二十四则

【原文】丹凤展翅一

命患者直坐。用右手从左边掐患者水突穴，有动脉应手，按定，觉腋下微痛，膊肘引痛，手指酸麻。将大指轻轻抬起，觉热气从胳膊手指出。又用左手从患人右边掐水突穴，将动脉按定，与左边同，令上肢[1]脉气发散，不致闭塞[2]也。

黄蜂出洞二

令患人仰卧，以两手大指按定云门穴，有动脉[3]应手，觉膊手沉紧麻木，将大指轻轻抬起，有气从膊手出也。

双龙投海三

以两手从患者胸前同乳大筋抓起，甚痛，觉胸中气降，胁下有声；左右推之，使脾胃之气下降是也。

催兵布阵四

用两手将胁下胸骨齐拢，催邪气下降，使正气相通[4]，随呼吸摇撼十二次[5]，轻轻抬起；再以手法摩病在何穴，按之，如将[6]擒贼之状，不令冲[7]上焦也。

遍处寻贼五

人身之正气，如天下之居民，摇而不动，自然经营也。邪气如贼，夺家劫舍，正邪焉得不斗争哉？邪正相斗[8]，经络不和，岂能相安？以手法按之，乱动者，即邪气也。重按轻抬，慢慢去[9]之，使邪气散而正气强也。

烧山火六

用右大拇指按动紧处，重重切之，随呼吸二七数，慢慢抬起，觉两腿麻木，是邪热下降，随经而发下两腿，犹如火热而行至两足[10]是也。如不到复按切。

透心凉七

用手按膈下脉气不和，或左或右，随气重按轻抬，使热气行下直至腿足，岂复上攻心膈哉？经云：脉气和则脏气平，心家自然清凉矣。

平地[11]放水八

胃家停食在右，停水在左。滞食者，沉而不浮，按之觉痛。从石关[12]穴以手法按摩，慢慢揉之而消食[13]。水者，动而有声。以上[14]用手法揉之，慢慢而去。

风卷浮云九

膈下停气，中满不食，胃胀而闷。以右手大指、次指按两乳下，以左手从膈下按揉无度，气行而鸣，至下脘有声。用右手大指按下脘穴二七，呼吸抬指，气下肠鸣，浊气下降，此云散风清[15]也。

彻底澄清十

脐上有病块，硬而动急，腰腹[16]引痛。用[17]左手从左边推按，用右手大指从动硬处按之，即肾俞穴疼痛[18]，觉麻木发热；再将手指轻轻抬起，两气从两足下行，脊胯疏通[19]，是按上发下也。

顺水行舟十一

肚脐一旁有肓俞穴，此足少阴经脉。如内硬而浮动，是肾经有邪，邪冲脾泻，谷不消化，外肾湿，阳萎、疝气之道路也。用手大指按切腰肾痛处[20]，屡屡重切轻抬，发[21]冷热之气频频下降于足涌泉穴，是使水归源也[22]。

摇动山河十二

人尾闾骨之旁有高骨，骨下有陷穴，是足太阳膀胱脉所过。上下有闭塞凝滞，脊强，腰腿痛。治宜手指从骨下陷穴揉十余次[23]，令血气流通。左右俱揉之，摇撼之谓也[24]。

踏破双关十三

令患者平伏[25]，两大腿根有横纹，名曰承扶穴，斯为背部总络、腿处大经，此穴若闭，气血不得流通。治从承扶穴以脚踏定，右脚蹬左腿，左脚蹬右腿[26]，踏稳不宜摇撼，觉腿足麻木[27]，将脚轻轻抬起，有热气到足。此开关破壁之法也。

金鸡独立十四

人胃脘结块，手拿不动。用脚踏住病处，觉脚下有动是也。稳稳踏定，觉气散，脚足麻木，轻轻抬起，有余热行至足底。此逐[28]邪扶正之法也。

足下生风十五

病人有上盛下虚、头目昏沉、胸膈痛楚、腹气胀满、疼痛不休、四肢沉重、腿膝酸麻，此气血不能散[29]也。宜手法从上按穴拿到气冲、归来两穴。前阴旁有动脉，此上下通行之要路也，闭结不通，余热不能下降。令患者仰卧，用脚[30]踏右气冲穴，稍斜，觉腿足沉重[31]，将脚轻轻抬起，邪热下行如风。再用脚[32]踏左边如前。所谓"扬汤止沸，不如去薪"，此之谓也。

移山倒海十六

脐下气海穴，按之如石，此寒结气聚，积而不散。令人身困肢弱，昼夜不安。用手法按摩揉撼之，引腰痛、外肾紧。按切无度，觉气发散，有余热投四肢，病块消矣。此经络自通，无闭塞凝滞也。[33]

二龙戏珠十七

六腑气闭，上下不能流通，不宜手法按摩，按之疼痛不止[34]，气反上壅[35]，呕逆痰涎不已。用两[36]手大指从大腿窝里气冲穴有动脉应手，重按轻抬无度，引气下降。亦止沸去薪之谓也。

开笼放鸟十八

用两手将肩头大筋抓起，大痛，此肩井穴也，真气所聚。气聚而不散，如笼罩闭门，令人心痛[38]，手足拘紧，阵阵昏迷，不省人事。用手[39]将肩头大筋抓起，令患人痛楚、咳声，使气散血行，各归本经[40]，岂有不平哉？

双蛇吐信十九

用双手大指捻肩端骨横筋，捻之大痛，是真穴也，此通手[41]太阳小肠[42]经络。按定，两肩[43]麻木直到手指。轻轻抬起，有邪气[44]发散，邪热下行。此通经散气，五脏不克伤[45]，使正气强盛之道也。

左右开弓二十

令患人正坐。用左手将肩头骨搬住，以右手将脊骨[46]右边寸许大筋，用大指、食指抓起，如开弓之状，放手有声；又以右手搬肩，左手抓筋[47]，如前法。此背部关节之处，令正气扶而邪气散。此拨云散雾之法也。

飞经走气[48]二十一

背腋后有大筋[49]通肾俞穴，令患人正坐取之。用手抓起有声，顺筋揪十数把，患者痛楚，使脏气流行[50]，各归经络。闭塞凝滞、暴疾不省人事、心胸气闭、腹痛难言、感冒伤风、脊强臂痛皆可。

推倒泰山二十二

病人小腹疼痛，连及外肾玉茎，此阳与阴交[51]，百脉紊乱[52]，不使归源，急饮水者立死，因感冒受害，名曰下寒。令患人直坐，从腰肾俞穴重推之[53]，大痛，是真穴也。重按轻抬，如是数次，觉少腹[54]气散而热，腿麻而冷；再以手按摩病所而愈。此病性命相关也。

拔树寻根二十三

人病腰、膝、腿、足痛甚，上下走不停，乍寒乍热，阵阵昏迷，善于悲怒，如豚疝相似，发作无时，直冲[55]脏腑。其形走肾经，根结任脉，于胃旁有动脉一条，按之[56]直贯腿足，痛楚[57]、麻木。将手重按轻抬，如手[58]下有热气下降。此病为恶疾，缓缓而愈。此为寻根之手法也。

脚蹬火轮二十四

人病两臂沉紧疼痛，胳膊不举[59]，手指疼痛，不能拿物，此皆痰气、风寒所致。用脚法蹬散。令患人仰卧，将臂伸开，从臂根天府穴用脚蹬住，稳定不可摇撼，觉臂手[60]麻木，手似出冷气，轻轻将脚抬起，臂似火热，血气散[61]矣。而左脚蹬右臂，右脚蹬左臂[62]。（清《按摩经》）

【注释】

[1] 上肢：原作"四肢"，据民国抄本改。

[2] 闭塞：原作"寒塞"，据民国抄本和刘希曾本（以下简称刘本）改。

[3] 动脉：原作"脉"，据民国抄本和刘本改。

[4] 通：民国抄本和刘本作"逼"。

[5] 十二次：民国抄本和刘本作"二十四度"。

［6］将：民国抄本和刘本作"使将"。

［7］冲：民国抄本和刘本作"冲突"。

［8］斗：原误作"间"，据民国抄本改。

［9］去：民国抄本和刘本作"逐"。

［10］两足：民国抄本和刘本作"足下"。

［11］地：原作"土"，据民国抄本和刘本改。

［12］石关：原作"右关"，据刘本改。民国抄本作"食关"。

［13］消食：民国抄本和刘本作"消滞"。

［14］以上：民国抄本和刘本作"水在石关穴以上"。

［15］风清：原作"清风"，参考民国抄本和刘本改。

［16］腰腹：原作"腰府"，据民国抄本和刘本改。

［17］用：原本无，据民国抄本和刘本补。

［18］用右手……疼痛：这两句民国抄本和刘希曾本作"（又）用右手大指从动硬处引后腰肾俞穴疼痛"。

［19］两气……疏通：民国抄本以上两句合并为"病气从脊胯以下行两腿"。

［20］腰肾痛处：原作"腰肾"，据民国抄本和刘本改。

［21］发：原作"发觉"，据民国抄本和刘本删。

［22］是使水归源也：原作"是水归源"，据民国抄本和刘本改。

［23］十余次：民国抄本作"二十余次"，刘本作"十数次"。

［24］左右……之谓也：原本作"左右相同"，参考民国抄本和刘本改。

［25］令患者平伏：此句前原本有"必当"二字，据民国抄本和刘本删。

［26］腿：原本作"脚"，据民国抄本和刘本改。

［27］麻木：原本作"麻"，据民国抄本和刘本补。

［28］逐：原本作"除"，据民国抄本和刘本改。

［29］散：民国抄本和刘本作"流通"。

［30］脚：民国抄本作"右脚"。

［31］重：民国抄本和刘希曾本作"麻"。

［32］脚：民国抄本作"左脚"。

［33］此经络……凝滞也：最后一句原本无，据民国抄本和刘本补。

［34］不止：原本作"不下"，据刘本改。

［35］气反上壅：原本作"反上壅"，据民国抄本和刘本改。

［36］两：原本无，据民国抄本和刘本补。

［37］肩头：民国抄本和刘本作"平肩"。

［38］心痛：民国抄本作"心胸痛"，刘作"心胸痛闷"。

［39］手：民国抄本和刘本作"两手"。

［40］本经：民国抄本和刘本作"经络"。

［41］通手：原本作"手通"，据民国抄本改。

［42］小肠：原本误作"小腹"，据民国抄本改。

［43］肩：民国抄本作"肩臂"。

［44］邪气：民国抄本和刘本作"热气"。

［45］不克伤：民国抄本和刘本作"不受剋"。

［46］脊骨：原本无，据民国抄本和刘本补。

［47］左手抓筋：此4字原本无，据民国抄本和刘本补。

［48］飞经走气：原本作"飞结积气"，据民国抄本改。刘本作"飞金走气"。

［49］大筋：原本作"筋"，据民国抄本和刘本补。

［50］脏气流行：民国抄本和刘本作"脏腑气行"。

［51］交：民国抄本作"交媾"，刘本作"媾"。

［52］紊乱：原本作"绞乱"，据刘作改。

［53］重推之：民国抄本和刘本作"重按推之"。

［54］少腹：刘本作"小腹"。

［55］冲：原本作"中"，据民国抄本和刘本改。

［56］按之：原本无，据民国抄本和刘本补。

［57］痛楚：原本作"痛"，据民国抄本和刘本补。

［58］如手：原本作"拿"，乃将"如手"二字上下合并为"挐"字之误。据民国抄本改。

［59］疼痛胳膊不举：此六字原本无，据民国抄本补。

［60］臂手：原本作"手臂"，据民国抄本和刘本改。

［61］散：民国抄本和刘本作"通"。

［62］而左脚……左臂：这两句原本无，据民国抄本和刘本补。

【按语】《按摩经》为河北安纯如所传，成书于清代，流传于京津冀鲁等地。本文以1980年上海中医学院《推拿学术论文资料汇编》载毕永升"《按摩经》手法二十四则"（据山东中医学院藏清抄本录入）为底本。以民国毛笔抄本（民国抄本）和1950年代天津刘希曾序毛笔抄本（刘本）为对校本校勘。

《按摩经》操作法二十四则的特色有二，一为动脉按压法，二为用脚操作的踩蹻法。动脉按压疗法源出《灵枢·刺节真邪》，作用原理为发散邪气，引导邪热下降。

七、治痧三法

【原文】人自母胎离后，以至头白齿落，孰免疾病死亡之苦？然岂能任其病、听其死而已哉！宰相具调燮[1]之能，人道节宣[2]之术，于是也，施补救，挽造化，则医药针刺之功大矣。非也，余得秘授推、揉、摸、捏之功，不用刀针，并不服药，立救人命于顷刻者。语云：地无明医，君子不居。然医岂易臻耶？必欲德业兼优，抱实心而行其不忍，以济斯民，庶无愧乎。不敏有志未逮，然大小方脉病体，俱所潜心，姑不具赘。独痧症，缓者稍可迟延，急者命悬顷刻，病家诚心请救，医者尤[3]宜急为赴援[4]，非若[5]他症，可以迁延时日，慢为调治可也。迩来[6]四方疫气盛行，症险各症广发[7]，或为暗痧，或为闷痧，有等嗓口、盘肠痧症，或因伤寒疟痢，与妇道胎前产后诸症，而痧兼发，甚至合门被祸，邻里相传，不可胜计，痛哉[8]！（《一指定禅·析微总论》）

【注释】

[1] 挛：原作"奕"，据《痧症全书·析微总论第一》改。

[2] 宣：原作"宜"，据《痧症全书·析微总论第一》改。

[3] 尤：原作"无"，据《痧症全书·析微总论第一》改。

[4] 援：原作"缓"，据《痧症全书·析微总论第一》改。

[5] 非若：原作"若非"，据《痧症全书·析微总论第一》改。

[6] 迩来：原作"适来"，据《痧症全书·析微总论第一》改。

[7] 症险各症广发：《痧症全书·析微总论第一》作"痧症广发"。

[8] 哉：原作"者"，据文义改。

【原文】 其治痧之大略，有三法焉：如在肌肤，推之则愈；在血肉者，揉之则痊，其[1]势虽重，其病犹轻，此皆浅也；至若深而重者，胀塞[2]肠胃，壅阻经络，直攻少阴心主，命悬斯须，即危于旦夕，扶之不起，呼之不应，即当推揉而已。此法之外，非药不能救醒。如此三法兼备，庶可回生。世有刮放之人，仅守微能，放不出，刮不起，便云是凶。且放数次不愈，遂云丢命。此等庸医，即似杀人也。听其待[3]毙，束手无策，往往皆然。诸医君云，群书未载，非药可疗。不知载籍之内，原有云绞肠痧、干霍乱、青筋、白虎症[4]者，中恶者，此皆痧之见于诸书，但未有此，专家一略，未详细耳，未尝见有[5]，宜细心揣摩也。况痧有头面[6]肿胀，似中风大头瘟；咽喉锁闭，似急喉风；眩晕昏闷，少顷云殂；中风中暑，喑哑沉迷；身体重痛，似惊魂落魄，此皆势[7]在危急，服药不及，非推揉将何救乎？（《一指定禅·析微总论》）

【注释】

[1] 其：原作"甚"，据《痧症全书·析微总论第一》改。

[2] 塞：原作"寒"，据《痧症全书·析微总论第一》改。

[3] 待：原作"持"，据《痧症全书·析微总论第一》改。

[4] 症：此字不清，据《痧症全书·析微总论第一》补。

[5] 有：《痧症全书·析微总论第一》作"云"。

[6] 面：原作"而"，据《痧症全书·析微总论第一》改。

[7] 势：原作"热"，据《痧症全书·析微总论第一》改。

【原文】 又况痧有头痛、寒热，类于伤寒；咳嗽烦闷，类于伤风；有因疟而兼痧，痧而化疟，因痢而发痧。盖痧症百出，传[1]变多端，如鼻红吐血，腹胀即泻，便红，此皆由痧而得者有之；更有大肿大毒，流火流痰，由痧而生者有之；妇女胎前产后，气郁食郁，而痧兼发者有之；手足肿痛，连及遍身[2]，不能转侧者有之；胸胁肚腹结成痧块，一似痞闷，一似结胸者有之；或有吐蛔泻蛔，食积血结者有之；或心腹痛胁腰痛，盘肠吊痛，遍身疼痛，几不能生者[3]有之。况痧尝有内症所伤，男子犯此，一似蓄血，而血分之治法不同；女人犯此，一似倒经，而气分之治法不同。此特指其大略，而明其最要也。医者须看脉之真假，认症的确，然后治之，庶几无误矣。如痧在肌肤，当推即推；在血肉，当揉则揉；在肠胃、经络，与肝脾肾三阴，当如何治即如何治矣。若痧气四行[4]，不拘表里，传变皆周，当三法兼用。务在救人于将危，而回生于垂死，得以行我心之不忍，庶不虚生天地间耳。(《一指定禅·析微总论》)

【注释】

[1] 传：原作"转"，据《痧症全书·析微总论第一》改。

[2] 连及遍身：原作"连偏身"，据《痧症全书·析微总论第一》改。

[3] 者：原缺，据《痧症全书·析微总论第一》补。

[4] 四行：《痧胀玉衡》作"肆行"。

【按语】从上述三段原文可以看到，从《痧症全书》的"刮、放"到《一指定禅》的"推、揉"的演变过程。《一指定禅》对《痧症全书》的借鉴，体现了一指禅推拿流派对推拿治疗内外杂病的探索与创新精神。

八、一指禅推拿十法

【原文】推拿一科，发明于黄帝时之岐伯，著书十卷[1]。其手术有四：一曰按，二曰摩，三曰推，四曰拿。及梁武帝时，达摩氏以为旧法过简，不敷应症，复从而光大之。增搓、抄、滚、捻、缠、揉六法，合岐伯所创之按、摩、推、拿四法，成为十种，分十大门。复依人身之穴道，及脏腑筋络，用一指之力，循穴道以去病，名为"一指禅"。后人莫明真相者，漫称为按摩，或推拿，殊不知推拿一科，唯"一指禅"为能得其全，非此不足以明体达用也。(《一指禅推拿说明书·推拿之发明》)

【注释】

[1] 十卷：指《汉书·艺文志》记载的《黄帝岐伯按摩》十卷。

【按语】作者强调一指禅推拿为达摩之推拿，与普通的岐伯之按摩有所不同。"一指禅"推拿的本义为"用一指之力，循穴道以去病"。民国时期一指禅推拿流派有按、摩、推、拿、搓、抄、滚、捻、缠、揉十法，以后又增加了抖、摇二法形成十二法。

九、仰卧位颈椎拔伸法

【原文】项痛不可以雇(顾)[1]，引之。炎(僵)卧□目信(伸)手足/□□□已。令人从前举其头，极之，因徐直之，休。复之十而已。因□也，力拘，毋息，须臾之项，汗出走(腠)理，极已。(《引书》)

【注释】

[1] 项痛不可以顾：张家山汉简《脉书》云："肩脉，起于耳后，下肩，出肘内廉，出臂外馆上，乘手北(背)。是动则病：领肿痛不可以顾，项痛不可以顾。"此症类似急性胸锁乳突肌痉挛性落枕，也可能包括颈椎病的颈部急性症状。

【按语】原文大意为：颈项疼痛不能回顾，用导引法治疗之。仰卧(闭)目，伸展手足……令人从前方(托住患者下巴)向上牵引患者头部，尽力保持这一姿势，就这样慢慢使歪斜的头伸直，然后放松。如此反复做10次而止。(每次拔伸时)用力勾拉，不要呼吸，保持一段时间，至皮肤出汗，不能忍受为止。

十、抄腹法

【原文】使病人伏卧，一人跨上，两手抄举其腹，令病人自纵[1]，重轻举抄之[2]。令去床三尺许，便放之。如此二七度止。(《肘后备急方·卷一·治卒腹痛方第九》)

【注释】

[1] 令病人自纵：让病人手脚自然下垂。

[2] 重轻举抄之：一轻一重上下托举。

【按语】有人用此法治疗肠梗阻，称为"颠簸疗法"。

十一、捏脊法

【原文】拈取其脊骨皮，深取痛引之，从龟尾至顶乃止。未愈更为之。(《肘后备急方·卷一·治卒腹痛方第九》)

【按语】这是捏脊法的最早记载。捏脊法最初用以治疗成人疾病之急腹症，明清以后成为小儿推拿的常用操作法。

十二、抓法

【原文】令卧，枕高一尺许，拄膝[1]，使腹皮踧[2]，气入胸，令人抓其脐上三寸便愈。能干咽吞气数十遍者弥佳。此方亦治心痛。此即伏气。(《肘后备急方·卷一·治卒心痛方第八》)

【注释】

[1] 拄膝：髋膝屈曲，两足着床的姿势。

[2] 腹皮踧(cù)：(仰卧位髋膝屈膝后)腹部肌肉放松，皮肤松弛。踧，通"蹙"，皱缩。

【按语】受术者的体位与疗效有关。腹部操作可取屈膝屈髋仰卧位。受术者在接受推拿操作时应主动参与配合，这里采用的是调息法。

十三、广法

【原文】广法：广法，运行。广者，运转经络之气，从此达彼，上下左右相应，以流通其气也。其法以医者一手心，在病穴上旋转推摩，运转其气。又以一手五指并定，在病人所广经络，照前敲打手法敲应。此运彼敲，气血贯通。此法最为灵效。如治咳嗽痰喘，先将病者背上两肺俞，用医者右手心，或右手食指、中指两指头，着力运转，又以医者左手数指并定，在病者胸前云门穴上敲打。如运尺泽穴，以一手运转尺泽，一手敲打天井，亦如前法之相应，均按生成数行之。如系气结症，以一手运背上膈俞，一手敲打胸前膻中。如系大腹胀满症，以一手运丹田，以一手敲中脘。如系两胁胀满症，以一手运天枢，一手敲中脘。如系小腹胀满症，以一手运气海，一手敲背上命门。其他诸经络，或一部分病，或全部病，均看病情若何，上下各选一穴，以为此运彼敲之应。

广法，即运法，有运输转送之意。但言广，即是以两手各扣一穴，从此穴输送彼穴。有以此手行摸法，同时以彼手行推法者；有以此手行推法，同时以彼手行推敲法者；又有以此手行拿法，同时以彼手行推或摸法者。病有浅深轻重，则广有长短久暂，未可一例而施也。然病有虚有实，而广亦有宜补宜泻。试即广之补泻法分叙于下：

（一）广之补法

如遇气虚诸不足，或半身不遂而在左者，即先以无病手足而行广之补气法。如补足阳明胃经，则以一手推天枢，以一手摸足，皆顺其气道之行而摸推之，此补足阳明法也。如补手阳明大肠经，则以一手推合谷，以一手摸曲池，亦是顺其气道之行而摸之，此补手阳明法也。他经皆然。

（二）广之泻法

如以上所述咳嗽痰喘、气结、胀满、积聚等症，欲行广之泻法，审其在肺经，以一手摸尺泽，以一手敲云门，皆迎其手阴经之气道而逆摸之，此泻肺经也。审在任脉，以一手推巨阙或上脘，以一手摸关元或中极，皆迎其任脉之气道而逆推逆摸，此泻任脉法也。

广之运气最灵最速，能以二手兼行两手术，故遇结聚等症，最为有益。果能以医者自己神气，贯注两手，而施行不倦，则病之取效甚为捷速。（《按摩十法·七、广法》）

【按语】广法的操作特点在于双手协同配合，两手的手法可以相同也可以不同。广法的补泻，类似于针灸疗法的逆顺补泻。

十四、滚法

【原文】盖以人体生理组织之复杂，疾病之侵，有者非仅药物所能尽疗治之能事，实有以手术助治之必要，是以本医术之创，殊为当年医学界之推重也。本医术在治疗上所施运之手术有数种之异，如推、按、攮[1]、揉、抖、滚[2]、摩、搓、拿……等。其在治疗上之奏功，非仅须医识宏博，经验丰富，尤以精良之手术为依归，决非仅知皮毛而未能运用全部技术者所能为力焉！（《推拿医术原理简论·序言》）

【注释】

[1] 攮：即一指禅推拿流派的缠法。

[2] 滚：滚法为丁季峰所创，与一指禅推拿流派用指间关节骨突操作的滚法不同。

【按语】1945年许尚文《当代医家传略》刊登了丁季峰《推拿医术原理简论》的序言。《推拿医术原理简论》未见正式刊行本。这是滚法的最早记载。滚法是丁季峰创立的滚法推拿流派的主治手法，是现代中国推拿的代表性手法之一。

十五、熊顾子法

【原文】使患者坐如母法。医坐其右侧。立右膝。安置右肘于髌上。翻掌载患者颐于其上。覆左手虎口挟定项骨。用力抬上如母法提。左顾时。右膝载肘而将送之。此法为贵人设。如其重症，犹须前法。（《正骨范》）

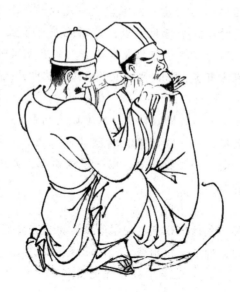

图 4 - 1　熊顾子法

【按语】《正骨范》，又名《中国接骨图说》，日本二宫献彦可著，1805 年刊行。二卷。上卷为正骨总论。下卷为正骨手法，创母法十五、子法三十六。图文并茂。"熊顾子法"是一种坐位颈椎拔伸法。注意图 4 -1 中术者双手的形状，以及右肘的支撑。

十六、基本手术歌

【原文】上下挤动是为推，揉惟旋转不须离，搓为来往摩无异，摇是将头与手医，刮则挨皮稍用力，运须由此往彼移，掐入贵轻朝后出，拿宜抑下穴上皮，惟分两手分开划，和字为分反面题。（《保赤推拿秘术·第二章　基本手术》）

📚 思考题

1. 民国时期一指禅推拿流派的十大手法是什么？
2. 什么是"正骨八法"？
3. 什么是"小儿推拿八法"？
4. 《按摩经》操作法二十四则中的动脉按压法涉及哪些动脉？
5. 根据古代文献谈谈对手法补泻的认识。

第五章 膏 摩 ▷▷▷

【导　学】

　　膏摩，是指一种以中药膏剂涂于体表，并施以摩、擦等手法的中医外治法。《五十二病方》最早记载了药摩法。《内经》治疗面瘫的"马膏"是早期的膏摩方。甘肃武威出土的汉代医药简牍中已有完整的膏摩方（"治千金膏药方"）及其主治和用法。"膏摩"一词首见于汉代张仲景的《金匮要略》。《肘后备急方》和《备急千金要方》对膏摩疗法作了系统总结。膏摩方的药物组成以温经通络、祛风散寒、行气止痛类中药为多，再加上辨证用药、芳香药品和赋形剂。著名的膏摩方有陈元膏、五物甘草生摩膏、大补益摩膏等。膏摩的适用范围很广，可用于内科、外科、皮肤科、妇科、儿科、伤科、眼科、五官科中的某些病证。通过本章的学习，应该了解膏摩在各个时期的应用及其发展，熟悉膏摩的作用及其治病范围，掌握部分重要的摩膏方的应用和特点。

一、"膏摩"出处

【原文】若人能养慎[1]，不令邪风干忤[2]经络。适中经络，未流传脏腑，即医治之。四肢才觉重滞，即导引、吐纳、针灸、膏摩[3]，勿令九窍闭塞。更能无犯王法，禽兽灾伤，房室[4]勿令竭乏，服食[5]节其冷热苦酸辛甘，不遗[6]形体有衰，病则无由入其腠理。（《金匮要略·脏腑经络先后病脉证第一》）

【注释】

[1] 养慎：内养正气，外慎风寒。

[2] 干忤：干犯，侵犯。

[3] 膏摩：一种推拿手法结合中药制剂外用的中医外治法。

[4] 房室：指性生活。

[5] 服食：衣着饮食。

[6] 遗：当作"遣"，使也。

【按语】

（1）膏摩与针灸、导引、吐纳并列，为治疗经络、四肢病证的外治法。

（2）本文为"膏摩"一词的最早记载。

二、摩膏制法

【原文】凡合膏，先以苦酒渍，令淹浃，不用多汁，密覆勿泄。云晬时者，周时也，从今旦至明旦。亦有止一宿。煮膏当三上三下，以泄其热势，令药味得出。上之，使匝匝[1]沸，乃下之，取沸静良久乃止，宁欲小生。其中有薤白者，以两头微佳黄为候。有白芷、附子者，小令小黄色为度。猪肪皆勿令经水，腊月者弥佳。绞膏亦以新布绞之。若是可服之膏，膏滓亦堪酒煮饮之。可摩之膏，膏滓则宜以敷病上。此盖欲兼尽其药力故也。

凡膏中有雄黄、朱砂辈，皆别捣，细研如面，须绞膏毕乃投中，以物疾搅至于凝强，勿使沉聚在下不调也。有水银者，于凝膏中研令消散。胡粉亦尔。（《备急千金要方·卷一·序例》）

【注释】

[1] 匝匝：周遍，完全。

【按语】本文详细介绍了摩膏的制作法。

三、《圣济总录》论按摩与药摩

【原文】可按可摩，时[1]兼而用，通谓之按摩。按之弗摩，摩之弗按。按止[2]以手，摩或兼以药。曰按曰摩，适所用也。《血气形志论[3]》曰："形数惊恐，经络不通，病生于不仁，治之于按摩。"此按摩之通谓也。《阴阳应象论[4]》曰："其剽悍者，按而收之[5]。"《通评虚实论[6]》曰："痛不知所，按之不应，乍来乍已。"此按不兼于摩也。华佗曰："伤寒始得一日在皮肤，当膏摩火灸即愈。"此摩不兼于按，必资[7]之药也。世之论按摩，不知析而解之，乃合导引而解之。夫不知析而治之，固已疏[8]矣，又合以导引，益见其不思[9]也。

【注释】

[1] 时：时常，常常。

[2] 止：通"只"，仅也。

[3] 血气形志论：即《素问·血气形志》。

[4] 阴阳应象论：即《素问·阴阳应象大论》。

[5] 其剽悍者，按而收之：王冰注："剽，疾也。悍，利也。气候疾利，则按之而收敛也。"

[6] 通评虚实论：即《素问·通评虚实论》。

[7] 资：凭借，借助。

[8] 疏：疏漏，疏忽。

[9] 不思：考虑不周，不深思熟虑。

【原文】大抵按摩法，每以开达抑遏为义。开达则壅蔽者以之发散，抑遏则剽悍者有所归宿。是故按一也。有施于病之相传者，有施于痛而痛止者，有施于痛而无益者，有按之而痛甚者，有按之而快然者，概得陈[1]之。"风寒客于人，毫毛毕直，皮肤闭而为热，或痹不仁而肿痛。既传之于肝，胁痛，出食，斯可按也。肝传之脾，名曰脾风，发瘅，腹中热，烦心出黄，斯可按也。脾传之肾，名曰疝瘕，少腹冤热而痛，出白，一名为蛊，斯可按也[2]。"前所谓施之于病之相传有如此者。"寒气客于脉外，则脉寒，寒则缩蜷，缩蜷则脉络急，外引小络，卒然为痛。又与热气相薄，则脉满而痛。脉满而痛，不可按也。寒气客于肠胃之间，膜原之下，血不得散，小络急引。是痛也，按之则血气散而痛止。迨夫客于侠脊之脉，其藏深矣，按不能及，故按之无益也[3]。"风雨伤人，自皮肤入于大经脉，血气与邪，并客于分腠间，其脉坚大，若可按也，然按之则痛甚。寒湿中人，皮肤不收，肌肉坚紧，荣血泣，卫气除，此为虚也。虚则聂辟[4]气乏，惟按之则气足以温之，快然而不痛。前所谓按之痛止，按之无益，按之痛甚，按之快然有如此者。夫可按不可按若是，则摩之所施，亦可以理推矣。养生法，凡小有不安，必按摩挼捺，令百节通利，邪气得泄。然则按摩有资于外，岂小补哉！摩之别法，必与药俱。盖欲浃[5]于肌肤，而其势驶[6]利。若伤寒以白膏[7]摩体，手当千遍，药力乃行，则摩之用药，又不可不知也。(《圣济总录·卷四·治法》)

【注释】

[1] 陈：陈述。

[2] 风寒客于人……斯可按也：参见《素问·玉机真脏论》。

[3] 寒气客于脉外……故按之无益也：参见《素问·举痛论》。迨（dài），及，等到。

[4] 聂（zhè）辟：指皮肤松弛而有皱纹。聂，通"摺"，迭合。辟，通"襞"，折叠。

[5] 浃（jiā）：湿透，汗流浃背。

[6] 驶（kuài）：古通"快"。

[7] 白膏：见《备急千金要方·卷九伤寒上》。由天雄、乌头、莽草、羊踯躅四味药组成。主治伤寒头痛。

【按语】《圣济总录》认为"按"与"摩"有所不同，应析而解之，"按摩"与"导引"宜分而释之。按摩有促进药物经皮吸收的作用。本文将按摩的作用归纳为"开达抑遏"。

四、《灵枢》马膏

【原文】足阳明之筋……其病足中指支，胫转筋，脚跳坚[1]，伏兔转筋，髀前肿，㿉疝，腹筋急，引缺盆及颊，卒口僻[2]，急者目不合，热者筋纵，目不开。颊筋有寒则急，引颊移口，有热则筋弛纵，缓不胜收，故僻。治之以马膏[3]，膏其急者，以白酒和桂，以涂其缓者，以桑钩钩之，即以生桑灰置之坎中[4]，高下以坐等，以膏熨急颊，且饮美酒，啖美炙肉[5]，不饮酒者，自强也，为之三拊[6]而已。(《灵枢·经筋》)

【注释】

[1] 脚跳坚：郭霭春谓应作"足跗紧"。

[2] 僻（pì）：偏也，邪也。

　　[3] 马膏：即马脂。李时珍《本草纲目》："马膏甘平柔缓，摩急，润痹，通血脉。"

　　[4] 坎中：地坑之中。慧琳《一切经音义》引《埤苍》："坎亦坑也。"

　　[5] 美炙肉：烤羊肉。

　　[6] 拊：抚摩。《说文解字·手部》："拊，揗也。"段注："揗者摩也。古作拊揗，今作抚循。"

　　【按语】这是膏摩治疗面瘫的最早记载。膏摩的基本手法是拊法。还应注意面瘫的弛缓侧（急者）与痉挛侧（缓者）的不同治法。

五、《金匮要略》头风摩散

　　【原文】头风摩散方：

　　大附子（一枚，炮），盐（等分）。

　　上二味为散，沐了，以方寸匕[1]，已摩疢[2]上，令药力行。（《金匮要略·中风历节病脉证并治第五》）

　　【注释】

　　[1] 方寸匕：古代量取药末的量具，其状如刀匕。此处用作按摩工具。

　　[2] 疢（chèn）：热病，亦泛指病。

　　【按语】本方收入《备急千金要方·卷十三心脏方·头面风第八》。《外台秘要·卷第十五·头风及头痛方》称为"《千金》疗头风方"。张璐《张氏医通·卷之五·头痛》用本方"治大寒犯脑头痛"，曰："遇寒即痛者，属寒伏于脑。用《金匮》头风摩散。"

六、《肘后备急方》陈元膏

　　【原文】苍梧道士陈元膏，疗百病方：

　　当归、天雄、乌头，各三两；细辛、芎䓖、朱砂，各二两；干姜、附子、雄黄，各二两半；桂心、白芷，各一两；松脂八两，生地黄二斤，捣绞取汁。十三物别捣，雄黄、朱砂为末，余㕮咀，以酽苦酒[1]三升，合地黄渍药一宿，取猪脂八斤，微火煎十五沸，白芷黄为度。绞去滓，内雄黄、朱砂末，搅令稠和，密器贮之。腹内病，皆对火摩病上。日两三度，从十日乃至二十日，取病出差止。四肢肥肉，风瘴，亦可酒温服之，如杏仁大一枚。

　　主心腹积聚，四肢痹躄，举体风残。百病效方。（《肘后备急方·卷八·治百病备急丸散膏诸要方》）

　　【注释】

　　[1] 酽（yàn）苦酒：浓厚的醋。酽，（汁液）浓，味厚。苦酒，醋的别名。

　　【按语】陈元膏，是一首流传有序的著名膏摩方。记载于《肘后备急方》《备急千金要方》《外台秘要》等古医籍。

【原文】有人苦胸胁背痛，服之七日，所下状如鸡子汁者二升，即愈。又有人苦胁下积气如杯，摩药十五日即愈。有人苦脐旁气如手，药摩之，去瓜中黄穰者升许，即愈。有人患腹切痛，时引背痛数年，以摩膏之，下如虫者三十枚，即愈。又有女人苦月经内塞，无子数年，膏摩少腹，并服如杏子一枚，十日下崩血二升，即愈。其年[1]便有子。又疗风瘙肿起累累如大豆，以膏摩之，五日即愈。老少患脚膝冷痛，摩之五日便愈。又有人苦头项痛，寒热瘰疬，摩头及病上，即愈。有患面目黧黑消瘦，是心腹中病，服药下如酒糟者一升余，即愈。内外诸风及腹中积聚，可服之，百病无不愈。所疗人无数，不可悉记。（《外台秘要·卷三十一·崔氏陈元膏》）

【注释】

[1] 其年：当作朞（jī）年，满一年。朞，匝也，绕一圈。《书·尧典》："朞三百有六旬有六日。"《传》："四時曰朞。"《疏》："匝时而朞，朞卽匝也。"

【按语】本段内容记载了陈元膏用于内外妇科杂病的确切疗效。

七、《备急千金要方》五物甘草生摩膏

【原文】治少小新生，肌肤幼弱，喜[1]为风邪所中，身体壮热，或中大风，手足惊掣，五物甘草生摩膏方：

甘草、防风各一两，白术二十铢，雷丸二两半，桔梗二十铢。

上㕮咀，以不中水猪肪一斤煎为膏，以煎药，微火上煎之，消息[2]视稠浊，膏成，去滓，取如弹丸大一枚，炙手以摩儿百过，寒者更热，热者更寒。小儿虽无病，早起常以膏摩囟上及手足心，甚辟寒风。（《备急千金要方·卷五 上少小婴孺方上·惊痫第三》）

【注释】

[1] 喜：善，容易。

[2] 消息：斟酌。《隋书·礼仪志五》："今之玉辂，参用旧典，消息取舍，裁其折中。"

【按语】五物甘草生摩膏除了治疗风寒感冒外，还特别适用于小儿的预防保健，其受术部位比较特殊，为囟门及手足心。

八、《备急千金要方》伤寒摩膏

【原文】伤寒膏第三（方三首）

治伤寒，头痛项强，四肢疼烦，青膏方：

当归、芎䓖、蜀椒、白芷、吴茱萸、附子、乌头、莽草，各三两。

上八味，㕮咀，以醇苦酒渍之再宿，以猪脂四斤煎，令药色黄，绞去滓。以温酒服枣核大三枚，日三服，取汗，不知稍增。可服可摩。如初得伤寒一日，苦头痛背强，宜摩之佳。

治伤寒敕色，头痛项强，贼风走风，黄膏方：

大黄、附子、细辛、干姜、蜀椒、桂心，各半两，巴豆五十枚。

上七味，㕮咀，以醇苦酒渍一宿，以腊月猪脂一斤煎之，调适其火，三上三下药

成。伤寒赤色发热，酒服梧子大一枚，又以火摩身数百过。兼治贼风绝良，风走肌肤，追风所在，摩之神效。千金不传，此赵泉方也。

白膏：治伤寒头痛，向火摩身体，酒服如杏核一枚，温覆取汗。摩身当千过，药力乃行。并治恶疮，小儿头疮、牛领、马鞍皆治之。先以盐汤洗疮，以布拭之，敷膏痛肿，火炙摩千过，日再，自消者方：

天雄、乌头、莽草、羊踯躅，各三两。

上四味，㕮咀，以苦酒三升渍一夕，作东向露灶，又作十二聚湿土各一升许大；取成煎猪脂三斤，著铜器中，加灶上，炊以苇薪，令释，纳所渍药，炊令沸，下著土聚上，沸定复上，如是十二过，令土尽遍，药成，去滓。伤寒咽喉痛，含如枣核一枚，日三。摩时勿令近目。（《备急千金要方·卷九·伤寒膏第三》）

九、《太平圣惠方》摩顶膏

【原文】 治一切眼疾，及生发，退热毒风，摩顶膏方。

生油二升，黄牛酥三两，莲子草汁一升，淡竹叶一握，大青一两半，葳蕤一两半，曾青一两（细研），石长生一两半，吴蓝一两，槐子一两半，川朴硝一两半，青盐二两，栀子仁一两半。上件药，细剉，绵裹，于铛中，先下油酥及莲子草汁，然后下诸药。以文火煎半日，即以武火煎之，候莲子草汁尽，其膏即成。（《太平圣惠方·卷第三十二·治眼摩顶膏诸方》）

【原文】 治脑热眼睛，头旋发落，心中烦热，宜用摩顶膏方。

青盐、莲子草、牛酥各三两，吴蓝、葳蕤、栀子仁、槐子、犀角屑、络石、玄参、川朴硝，上件药，以油三升，先微火煎熟，次下诸药，添火，煎炼三十余沸，布绞去滓，拭铛，更文火。（《太平圣惠方·卷第三十二·治眼摩顶膏诸方》）

十、《太平圣惠方》摩腰圆

【原文】 治五种腰痛，肾脏久冷，宜用摩腰圆[1]方。

丁香末半两，麝香半两（细研），芸苔子末一两，硫黄半两（细研），龙脑二钱（细研），腽肭脐[2]末二两。

上件药，熬野驼脂和圆，如鸡头实大，每用两圆热炙手，于腰间摩令热彻为度，偏壮益肾气，若摩两脚，渐觉轻健。（《太平圣惠方·卷第四十四·治五种腰痛诸方》）

【注释】

[1] 圆：通"丸"。

[2] 腽（wà）肭（nà）脐：一名海狗肾。海狗的阴茎和睾丸。入药，有补肾等作用。可参阅李时珍《本草纲目·兽二·腽肭兽》。

十一、《圣济总录》大补益摩膏

【原文】 治五劳七伤，腰膝疼痛，鬓发早白，面色萎黄，水脏[1]久冷，疝气下坠，耳聋眼暗，痔漏肠风。凡百疾病，悉能疗除。兼治女人子脏[2]久冷，头鬓疏薄，面生䵟黯[3]，风劳血气，产后诸疾，赤白带下。大补益摩膏方：

木香、丁香、零陵香、附子（炮裂）、沉香、吴茱萸、干姜（炮）、舶上硫黄（研）、桂（去粗皮）、白矾（烧灰研），各一两；麝香（研）、腻粉（研），各一分。

上一十二味，捣罗[4]，八味为末，与四味研者和匀炼蜜，丸如鸡头实[5]大。每先取生姜自然汁一合[6]，煎沸，投水一盏，药一丸同煎。良久化破，以指研之，就温室中蘸药摩腰上，药尽为度。仍加绵裹肚[7]系之，有顷，腰上如火。久用之，血脉舒畅，容颜悦泽。（《圣济总录·卷八十九·虚劳腰痛》）

【注释】

[1] 水脏：肾。肾在五行属水。

[2] 子脏：子宫。

[3] 皯黯：又作"黚黯"，脸上的黑斑。

[4] 捣罗：捣细过筛。

[5] 鸡头实：芡实的别名。

[6] 合（gě）：旧市制容量单位，十合为一升。

[7] 绵裹肚：棉肚兜。

【按语】 大补益摩膏通过在腰部操作以补肾虚，其美容作用则是整体调整的外在效果。其方药组成以香料药为主。适应证广泛，均为虚证。

十二、《韩氏医通》外鹿髓丸

【原文】 治色劳，先以古方地仙散（薄荷叶、地骨皮、防风、甘草梢、乌梅肉各等分）煎剂退潮热，次以外鹿髓丸摩其腰，渐以内鹿髓丸或鹿峻丸[1]复其元，其功颇烈。奈何鹿品难办，不过循蒻可久《十药神方[1]》而斟酌之耳！（《韩氏医通·卷下·悬壶医案章第六》）

【注释】

[1] 鹿峻丸：方见《韩氏医通·卷下·方诀无隐章第八》。峻（zuī），同"朘"，本指男孩的生殖器。

[2] 《十药神方》：即元·葛乾孙（可久）《十药神书》。

【原文】 外鹿髓丸

不拘猎、家、屠市所有鹿之胫骨髓煎作油，滤净，加蜜，如前炼法。每用和古方摩腰膏、九阳丹之类，老姜汤化少许，以擦摩肾俞，大补元阳。凡骨节痛属虚寒者，其效如神。（《韩氏医通·卷下·方诀无隐章第八》）

【按语】 外鹿髓丸的适应证是"骨节痛属虚寒者"。而通过膏摩补虚，是推拿补法的特色之一。

十三、《医宗金鉴》玉容散

鼾黑皯黯

皯黯如尘久炱[1]暗，原于忧思抑郁成，大如莲子小赤豆，玉容久洗自然平。

[注] 此证一名黧黑斑。初起色如尘垢，日久黑似煤形，枯暗不泽，大小不一，小者如粟粒赤豆，大者似莲子、芡实，或长、或斜、或圆，与皮肤相平。由忧思抑郁，血弱不华，火燥结滞而生于面上，妇女多有之。宜以玉容散早晚洗之，常用美玉磨之，久久渐退而愈。戒忧思、劳伤，忌动火之物。

玉容散：白牵牛、团粉、白敛、白细辛、甘松、白鸽粪、白及、白莲蕊、白芷、白术、白僵蚕、白茯苓各一两，荆芥、独活、羌活各五钱，白附子、鹰条白、白扁豆各一两，防风五钱，白丁香一两。

共研末。每用少许，放手心内，以水调浓，搓搓面上，良久再以水洗面。早晚日用二次。(《医宗金鉴·外科心法要诀·面部》)

【注释】

[1] 炱 (tái)：烟气凝积而成的黑灰。

【按语】 以玉容散擦面，加上美玉摩面，有防治面色黧黑、枯暗不泽的作用。玉容散的美容增白作用主要与其方药组成特点有关。

思考题

1. 哪些古医籍对膏摩法作过系统总结？

2. 膏摩法的常用手法有哪些？

3. 膏摩适用于哪些疾病？

4. 陈元膏、五物甘草生摩膏、大补益摩膏的药物组成和应用各有什么特点？

第六章 推拿治疗 ▷▷▷▷

【导　学】

现存推拿古籍，基本上是小儿推拿著作。有关成人推拿治疗的文献，我们只能从其他古医籍中撷取鳞爪。明代中后期按摩科被政府废止以后，正骨手法尚能保留在正规医疗体系的正骨科中，而内妇科疾病的手法治疗已被边缘化，相关文献濒临湮没。内妇科杂病的推拿治疗文献相对骨伤科疾病而言更为稀缺和珍贵。故本章以较大的篇幅，收入了内妇科杂病的推拿文献，希望能使读者看到中国古代推拿疗法的原貌。

第一节　骨伤科疾病

一、颞颌关节脱位

【原文】失欱[1]口不合，引之，两手奉[2]其颐[3]，以两拇指口中壓[4]，穷耳而力举颐，即已矣。(《引书》)

【注释】

[1] 失欱（hē）：又称失欠，指颞颌关节脱位。

[2] 奉：通"捧"，捧着、拿着。

[3] 颐（yí）：面颊，腮。

[4] 壓（yè）：《说文》："一指按也"。

【按语】这是最早的颞颌关节脱位口内复位法记载。

【原文】治失欠，颊车蹉[1]，开张不合方：

一人以手指牵其颐，以渐推[2]之，则复入矣。推当疾出指，恐误啮[3]伤人指也。(《备急千金要方·卷六上七窍病上》)

【注释】

[1] 蹉（cuō）：失误，差错，引申为错位。

[2] 渐推：逐渐加大力量推动。

[3] 啮（niè）：咬。

【按语】《备急千金要方》增加了施术者的自我保护方法。

【原文】 治失欠频车脱臼开张不合方：

以一人捉[1]头，著[2]两手指牵其颐，以渐推之，令复入口中。安竹筒如指许大，不尔[3]啮伤人指。（《千金翼方·卷十一小儿》）

【注释】

[1] 捉：握，持，把持着。

[2] 著：同"着"，使用。

[3] 不尔：不如此，不然。

【按语】 颞颌关节脱位复位手法的要领是牵引和推送。本篇比《备急千金要方》新增了预防被患者咬伤手指的竹筒保护法。

【原文】 捏落[1]下颏法

凡落下颏者，皆气虚不能收束关节之故，落则偏而下垂。

治法：患者平身正坐，医者以两手托住下颏左右，左右大指入口内，纳槽牙上，扣压下颏，用力往肩下捺开关节，向脑后送上，即投入。随用绢条兜颏于顶上，半时许去之即愈……此系治习[2]犯者之法，可参用。（《正骨秘法》）

【注释】

[1] 落：掉下来，往下降。

[2] 习：习惯，经常。

【按语】 治疗习惯性颞颌关节脱位，在手法复位后还需包扎固定一段时间。

【原文】 使患者正坐，一人坐背后生[1]腰，以两手承枕骨旁，腕骨当[2]项，指头并向上面把定，要令不动摇。医蹲踞前面，以两手大拇指入患者口中，搏[3]牙关尽处，四指捧下颌，乘势极力向喉笼[4]突下，更向上突上，则双钩入上环。（《正骨范·卷下·探珠母法》）

患者、佐者[5]，坐如母法。医以右手腕骨，捧持腮骨，指头向颊车起，大拇指当地仓外面，探求牙关尽处，自皮上捺下，如母法，左手受持下颏左傍，要令不摇而已。（《正骨范·卷下·探珠子法》）

【注释】

[1] 生：直腰，直身。

[2] 当：面对着，向着。

[3] 搏：勒住。

[4] 喉笼：喉咙。

[5] 佐者：助手。

【按语】《正骨范》，又名《中国接骨图说》。日本二宫献彦可著，1805 年刊行。其法来自中国。从上述几条有关颞颌关节脱位口内复位法的历代文献中，我们可以看到这一病证手法治疗的发展脉络。

二、急性腰扭伤

【原文】腰臂痛[1]导引法：

正东坐，收手抱心，一人于前据蹑[2]其两膝，一人后捧其头，徐牵令偃卧[3]，头到地，三起三卧，止便瘥。（《备急千金要方·卷十九肾脏·腰痛第七》）

【注释】

[1] 腰臂（guì）痛：指急性外伤性腰痛。本篇前文云："四曰臂腰，坠堕伤腰，是以腰痛。"《诸病源候论·卷五·腰背病诸候》："臂腰者，谓卒然伤损于腰而致痛也。"

[2] 据蹑（niè）其两膝：按压握持病人的两膝以固定下半身。据，按着；蹑，通"摄"，持也。

[3] 偃卧：仰卧。

【按语】这是一种双人协同推拿，用于治疗急性腰扭伤。如治疗腰部急性扭伤的滑膜嵌顿，在病人的坐位拔伸脊柱是手法成功的关键。

三、脱臼伤筋

【原文】诸骨蹉跌[1]：

论曰：凡坠堕颠仆，骨节闪脱[2]，不得入臼，遂致蹉跌者，急需以手揣搦，复还枢纽。次用药调养，使骨正筋柔，荣卫气血不失常度。加以封裹[3]膏摩，乃其法也。（《圣济总录·伤折门》）

【注释】

[1] 蹉跌：失足摔倒，喻意外的差错或失误。蹉，本义失足，跌跤。

[2] 骨节闪脱：因外伤、动作过猛等而致关节错位、脱位。

[3] 封裹：用纱布等物品缠绕、包裹、包扎。

四、腰部跌打损伤

【原文】腰骨，即脊骨十四椎、十五椎、十六椎间骨也。若跌打损伤，瘀聚凝结，身必俯卧，若欲仰卧、侧卧皆不能也。疼痛难忍，腰筋僵硬，宜手法：将两旁脊筋[1]向内归附膂骨[2]，治者立于高处，将病人两手高举，则脊筋全舒；再令病人仰面昂胸，则膂骨正而患除矣。内服补筋丸，外贴万灵膏，灸熨止痛散。（《医宗金鉴·正骨心法要旨·胸背部》）

【注释】

[1] 脊筋：脊柱周围的筋肉。

[2] 膂骨：指脊椎骨。

【原文】凡腰间闪挫岔气者，以常法治之。若腰节骨被伤错笋[1]，膂肉破裂，筋斜伛偻[2]者，用醋调定痛散，敷于腰椎上，视患处将柱排列于脊骨两旁，务令端正。（《医宗金鉴·正骨心法要旨·器具总论》）

【注释】

[1] 错笋：指关节位置改变产生错位。

[2] 伛偻（yǔ lǚ）：腰背弯曲，即驼背。

【按语】 本文以手法为主的综合疗法治疗脊柱及其经筋病证。使用腰柱固定腰椎，应用于急性腰扭伤，对腰椎起到保护和支撑的作用，是现代临床中广泛使用的腰围之雏形。

五、头部跌打损伤

【原文】 凡头被伤，而骨未碎筋未断，虽瘀聚肿痛者，皆为可治。先以手法端提颈项筋骨，再用布缠头二三层令紧，再以振梃[1]轻轻拍击足心，令五脏之气上下宣通，瘀血开散，则不奔心，亦不呕呃，而心神安矣。若已缠头，拍击足心竟不觉疼，昏不知人，痰响如拽锯，身体僵硬，口溢涎沫，乃气血垂绝也，不治。（《医宗金鉴·正骨心法要旨·器具总论》）

【注释】

[1] 振梃：一种特制木棒。用以拍击法治疗，称振梃法。见本书第二章第四节"推拿器具"。

六、手足疼痛

【原文】 手足疼痛者，以一人抱住身子，以两人两腿夹住左右各足一条，轻轻捶之千数，觉两足少快；然后以手执其三里之间，少为伸之者七次；放足，执其两手，捻之者千下而后已。左右手各如是。一日之间，而手足之疼痛可已。（《石室秘录·摩治法》）

七、落枕

【原文】 失枕，有因卧者，有一时之失者。使患者坐低处，先行揉摩，一手提起其头，一手托其下颏，缓缓转动伸舒使直。服吉利散。（《伤科大成》）

【按语】 了解落枕的急性和亚急性发病机制。按揉受损软组织和拔伸摇转颈椎是治疗落枕的基本推拿手法。

八、颈项强痛

【原文】 颈项强直，乃风也。以一人抱住下身，以一人手拳而摇之，至数千下放手。深按其风门之穴，久之，则其中酸痛乃止。病人乃自坐起，口中微微咽津，送下丹田者，七次而后已。一日即痊。（《石室秘录·摩治法》）

【按语】 本文治疗颈项强直，采用双人配合摇颈椎和持续按压腧穴的方法。病人在医生指导下咽津和意守丹田，主动参与、积极配合治疗。

《引书》最早提出用仰卧位拔伸法治疗颈项强痛。详见本书第四章。

九、产后骨盆错位

【原文】凡妇人生子，交骨[1]必开，子落草[2]后，设上床太早，交骨不及转回，必阴户上骨与他骨凹相错。左疼是左错，右疼是右错。容[3]有不能行走者，即能行走，疼痛亦觉不堪[4]。治法：使病人穿里衣，仰面而卧，两腿弓起，使人搬住里腿，治者搬外腿，俱向两边搬，病人裆口自然撑开，用右手隔着里衣，按病人阴户横骨，向疼处略稍按按，使与他骨凹相对即愈。（《正骨秘法·捏产妇交骨法》）

【注释】

[1] 交骨：指耻骨。

[2] 落草：胎儿出生。

[3] 容：或许。

[4] 不堪：承受不了。

【按语】本文论述了产后骨盆错位（产后耻骨联合分离症）的原因以及手法矫正的方法和机理。

第二节　内妇科疾病及杂病

一、自缢死

【原文】救自缢死，旦至暮，虽已冷，必可治；暮至旦，小难也。恐此当言忿气盛故也。然夏时夜短于昼，又热，犹应可治。又云：心下若微温者，一日以上，犹有可治之方。

徐徐抱解，不得截绳。上下安被卧之。一人以脚踏其两肩，手少挽其发，常弦弦勿纵之；一人以手按据胸上，数动之；一人摩将臂胫，屈伸之；若已僵，但渐渐强屈之，并按其腹。如此一炊顷[1]，气从口出，呼吸眼开，而犹引按[2]莫置，亦勿若劳之。须臾[3]，可少与桂枝汤及粥清，含与之，令濡喉，渐渐能咽，及稍止。若向令两人以管吹其两耳[4]，罙[5]好。此法最善，无不活也。（《金匮要略·杂疗方第二十三》）

【注释】

[1] 一炊顷：烧一顿饭的时间。

[2] 引按：导引和按摩。

[3] 须臾：一会儿。

[4] 以管吹其两耳：此法出《素问·缪刺论》治疗"尸厥"，曰："邪客于手、足少阴、太阴、足阳明之络，此五络皆会于耳中，上络左角，五络俱竭，令人身脉皆动，而形无知也，其状若尸，或曰尸厥，刺其足大指内侧爪甲上，去端如韭叶，后刺足心，后刺足中指爪甲上各一痏，后刺手大指内侧，去端如韭叶，后刺手心主，少阴锐骨之端各一痏，立已，不已，以竹管吹其两耳，鬄其左角之发方一寸燔治，饮以美酒一杯，不能饮者灌之，立已。"王冰注："言使气入耳中，内助五络，令气复通也。"鬄，音义同"剃"。

［5］寀（mí）好：更好。寀，副词，相当于"弥"，更加。

【按语】这是世界医学史上最早的以手法为主抢救自缢死的文献。

二、水肿

【原文】凡肿病，须百方内外攻之，不可一概。摩膏主表方：

生商陆（一斤），猪膏（一斤，煎可得二升）。上二味和，煎令黄，去滓，以摩肿。亦可服少许，并涂，以纸覆之，燥辄敷之，不过三日瘥。（《备急千金要方·卷二十一消渴、淋闭、尿血、水肿》）

三、哮喘

【原文】哮喘

导引[1]：用手法于十一椎下脊中穴[2]，掐之六十四度，擦亦如数。兼行后功[3]。喘自然安。

运功[4]：以手摩擦两乳下数遍，后擦背，擦两肩。定心，咽津降气，以伏其喘。（明·曹珩《保生秘要·治症分科·哮喘》）

【注释】

［1］导引：该书治病之导引法，包括推拿、自我按摩、肢体动功，常配合呼吸吐纳。

［2］脊中穴：在背部中线，第11、12胸椎棘突之间。

［3］后功：指下文的运功。

［4］运功：该书所言运功，主要是存想、运气等静功，亦包括少量自我按摩法。

【原文】设有哮吼喘急，可于天突穴掐五、七十度，擦五、七十度。兼用静功。（《动功按摩秘诀·痰火哮喘症》）

【原文】设有哮喘等症，可于俞府、华盖、乳根等穴掐五、七十度，擦五、七十度。兼用静功。（《动功按摩秘诀·痰火哮喘症》）

【按语】推拿治疗的同时，还应指导病人自我练功。

【原文】治哮吼妙法：病发先一时，用凤仙花（又名指甲花）连根带叶，熬出浓汁。乘热蘸汁，在背心上用力擦洗，冷则随换，以擦至极热为止。无则用生姜擦之。再用白芥子三两，轻粉、白芷各三钱，共研为末，蜂蜜调匀作饼，火上烘热，贴背心第三节骨上。贴过，热痛难受，正是拔动病根，务必极力忍耐，切勿轻易揭去。冷则将药饼取下，烘热再贴。一饼可贴二三日。无论病愈未愈，多备药饼换贴，不可间断。轻则贴一二日，重则贴三四日或五六日，永不再发。（《验方新编·卷之三·哮吼》）

四、咳嗽

【原文】设有咳嗽寒痰之症，可于列缺掐五、七十度，擦五、七十度，兼用静功……间有哮喘用天突、灵台、少冲[1]、小指端；久嗽用三里；痰火用百劳、三里；痰火气用巨

阙[2]、中脘，皆宜查明穴法参用。(《动功按摩秘诀·痰火哮喘症》)

【注释】

[1] 少冲：原书误作"小冲"。

[2] 巨阙：原作"巨厥"。

五、感冒

【原文】设有体本虚弱易感风寒者，可于风门穴掐五、七十度，擦五、七十度。兼静功调摄。(《动功按摩秘诀·伤寒症》)

【原文】初发热或为风寒所闭，一时无表散之药，须用推拿法以松肌表，其毒自出。又或其儿素性怯弱，为风寒所束，固不得不发。又恐表虚，用药发表，有伤元气，亦用推拿之法。又或其儿既服表药，依然身无微汗，寒邪闭锢，其症不退，欲复用表散之剂，又恐过表以损元神，亦须用推拿之法。盖发散之药，多能耗气。推拿之法，不过松肌发窍[1]，运动筋骸而已。窍开则气通，筋运则血行，气血通畅而邪自出，勿谓推拿之无益也。余常用之，其效甚捷，故用其法。

取温水一碗，先用大指蘸水，于小儿两鼻孔洗擦而上推者二十四下，谓之"洗井灶"。再于印堂用两手指分开擦二十四下，谓之"开天门"。又于小儿两手食指擦下三十六下，以泻三关之火。又于中指擦下三十六下，以清心经与肝经之邪。又将小指数摆，谓之"乌龙摆尾"。再于脉门擦下三十六下，复擦上十二下。又于掌上顺运八卦，周旋擦一百二十下。然后于虎口及手足凡接骨之处，其穴有窝，于各穴窝间用力俱捏一下，脐下丹田各捏一下，背上两饭匙骨[2]下及背脊每骨节间各捏一下，任其啼叫，令汗出而肌松，痘毒亦从而出矣。但推拿后，宜令儿睡发汗，不可见风。膝理既开，恐风邪之复入也。(《验方新编·卷之十·小儿科杂治》)

【注释】

[1] 发窍：指发表(解表)。窍，毛窍，毛孔。

[2] 饭匙骨：肩胛骨。

六、疟疾

【原文】设有疟疾、伤寒感冒及寒热往来结胃者，可于间使穴掐五、七十度，擦五、七十度。兼静功。

设有久疟，可于百劳、中脘、间使等穴如前治，穴法已载不宣。(《动功按摩秘诀·伤寒症》)

七、肾虚腰痛

【原文】肾虚腰痛，令少阴[1]掌心摩擦，每至万余。或令进气[2]于肾俞之穴。丹田冷者，亦摩擦而进于脐轮，其功尤烈。(《韩氏医通·卷下·同类勿药章第九》)

【注释】

[1] 少阴：少女。

[2] 进气：呵气。《本草纲目·卷五十二·人气》："下元虚冷，日令童男女，以时隔衣进气脐中，甚良。凡人身体骨节痹痛，令人更互呵熨，久久经络通透。"

【按语】古代有人认为，男女老少操作者对不同虚实病证有不同作用。

八、中风

【原文】设有中风不省人事者，于患人印堂穴并人中穴，用指先掐人中穴五、七十度，方用两掌擦极热，摩印堂穴五、七十度。按摩毕，方令患人如前行静功调摄。……

或有中风不省，于颊车穴、合谷穴，或有半身不遂，于肩髎、曲池、环跳、风市、居髎、丘墟七穴，皆照前治之。（《动功按摩秘诀·瘫痪诸穴道》）

【原文】半身不遂：因邪而致。缠揉脊背全部、胸前部、头颈部、腿部。（《一指定禅》）

九、口眼歪斜

【原文】口眼歪斜之法：令一人抱住身子，又一人扼住不歪斜之耳轮，又令一人摩其歪斜之处者，至数百下，使患者面上觉有大热之感而后已。少顷，口眼如故矣。（《石室秘录·摩治法》）

【原文】设有中风口眼斜者，可于承浆穴掐五、七十度及摩五、七十度。兼用静功。

设中风口歪者，亦可于地仓穴掐五、七十度，搓五、七十度，兼行静功。（《动功按摩秘诀·瘫痪诸穴道》）

十、肺痨

【原文】劳伤骨蒸者，可于膏肓穴掐五、七十度，搓五、七十度，兼静功。膏肓穴乃足太阳膀胱经，在背四椎骨下，五椎骨上，两旁各开三寸，去饭匙骨可容侧指，平身坐，手按两膝头，开肩，骨陷穴自见也。此穴亦能治虚汗及吐血诸症。（《动功按摩秘诀·按摩劳伤诸穴》）

【按语】膏肓穴的取穴体位比较特殊。参见本书第二章第三节。

【原文】治劳病人未气虚者，水灸法：……尾闾起，擦上至大椎，又从大椎起擦下至尾沟，如此数十遍。（《外治寿世方》）

【原文】痨瘵[1]：用大蒜擦脊梁，名水灸。（《理瀹骈文·续增略言》）

【注释】

[1] 痨瘵（zhài）：肺结核。

【原文】治痨虫法：

雄精、朱砂、硫黄（去沙泥）各一钱，麝香一分，各研极细末，瓷罐收贮，以顶好烧酒和匀，用独大蒜头去蒂，蘸药从尾闾脊骨徐徐逐节擦上。如有肿处，或极痛之处，即系痨虫所在，须于肿痛处多擦数次，其虫自灭。不拘新久一切痨病，皆能除根。

如病重者，须择天医吉日，总以午时擦之为妙，端午日更佳，忌戊日、巳日、除日。此药能开背后三重关窍。即虚怯恚[1]忧之人，于端午擦之，亦能神清气爽，经络流通，大有补益。此方传自海外，屡试如神。（《验方新编·卷之三·痨伤吐血》）

【注释】

[1] 恚（huì）：恨，怒。

【按语】本篇以治痨虫为例，讲述推拿如何根据时辰、节气顺时而治，值得研究。

十一、遗精

【原文】设有遗精疾症，可于气海穴掐五、七十度，擦五、七十度。兼行静功。关元穴乃任脉经，在脐下三寸是穴也。按遗精、白浊，或亦治命门、白环、肾俞，查穴参治之。（《动功按摩秘诀·按摩劳伤诸穴》）

十二、泄泻

【原文】设有胃气泄痢者，可于天枢穴掐五、七十度，擦五、七十度，兼静功。天枢穴乃足阳明胃经，在脐旁各开二寸是也。或有气痛，掐、擦巨阙、膻中、中脘、气海等穴；痞块，亦治章门、中脘、命门者；小肠气，气海、归来、大敦者；虫痛，中脘、食仓者，皆宜参用。（《动功按摩秘诀·心脾气症》）

十三、便秘

【原文】老年便燥：推揉心肝胃膈等俞、大小肠、膀胱、白环、长强、上中下脘、建里、神阙、水分、石门、阴交、章门、气海等。（《一指定禅》）

十四、癃闭

【原文】小便闭塞：即癃闭。日久不治，危乎！推魂命门、大小肠俞、肾俞、膀胱、白环、长强、环跳、建里、神阙、水分、石门、阴交、章门、气海。（《一指定禅》）

十五、头痛

【原文】设有头痛诸疾，可于百会穴掐五、七十度，擦五、七十度，兼静功……兼治脱肛。

设有头风，可于风池穴掐五、七十度，擦五、七十度，兼静功……或有偏正头风，用太阳、风池、合谷者，或有脑泄用上星者，皆宜查明穴法，如前参用，必细心按穴掐擦。（《动功按摩秘诀·头痛症》）

【原文】雷头风：诸药无效，裂难直竖。揉见头面部、膏肓、心肺俞、魂门、七心。

头痛如裂：元阳不能直立者是也。揉见头面部、气海、心俞、气门、七心、背上部。（《一指定禅》）

十六、痰壅气闭、气绝

【原文】痰壅气闭、气绝：缠[1]七心、心肺等俞、膏肓、华盖、膻中、气海、章门、魂命二门、颈项大全、丝竹、眉心、水沟。（《一指定禅》）

【注释】

[1] 缠：一种以拇指操作的一指禅推拿手法，频率在每分钟220次以上。

十七、喉闭

【原文】喉闭：气急短促，手足厥冷，痰壅气闭，命危立刻。推风府、哑门、颅囟、百劳、风门、肺俞、膏肓、七心、承浆、廉泉、天突、璇玑、华盖、玉堂、紫宫、膻中等。（《一指定禅》）

十八、眼疾

【原文】治眼九法：

梳：将两手之指撞开梳，自眉际至眼下，九次。

擂：屈两大指骨，自大眼角横搽至小眼角外，九次。

勒：并手指，横勒眼皮，九次。

撮：撞五指，撮眼皮上，如撮物之状，九次。一撮一摔，撮时闭目，摔时开目。

攀：左手从项后攀右眼，右手从项后攀左眼，各九次。

揉：屈两大指骨，蘸少津唾，揉大小眼角，各九次。

运：搓热两手心，摩眼上，九次。如勒状。

转：闭目转睛，各九次。

闭：闭目良久，忽大睁开。（《陆地仙经·附治眼九法》）

【按语】本文为一套治疗眼疾的自我推拿疗法。

【原文】目乃肝之窍，肾为肝之母，肾水虚则子无所养，故两眼赤肿疼痛，失眵，流泪，羞明，或生翳障。法宜开天门、揉上天心、分手阴阳、运八卦、推三关、揉外牢、补脾土、捞明月、清五经、清天河、退六腑、掐小天心。如头疼恶风，掐阳池。

凡眼不能近视者，火盛而水亏也。宜补肾，补肺，掐小天心，清心经，揉涌泉。

凡视物不明者，胃冷也。宜揉艮震[1]，揉三里穴，补脾土。

凡眼坐起生花者，肝肾虚也。治宜补肾水，掐小天心。（《推拿指南·卷七·各眼疾推法》）

【注释】

[1] 艮震：掌心内八卦的艮位和震位。

【按语】《推拿指南·卷七·各眼疾推法》是推拿治疗眼疾的专题文献。其特点是用小儿推拿操作法治疗成人眼疾，值得研究。

十九、痔疮

【原文】痔漏：小肉突出。痔分五种，各有一别。推背下部、阴阳陵泉、章门、气海、中极、会阴、曲骨、关元。（《一指定禅》）

二十、胎位不正

【原文】杨子建《十产论》

……

六曰横产。横产者，盖儿子下生，先露其手，忽[1]先露其臀，此因未当用力而产母用力之过也。脐腹疼痛，儿身未顺，则是产母用力一逼，遂致身横而不能生下。不幸而有此证候，当令产母安然仰卧，令看生之人推而入去。凡推儿之法，先推其儿身，令直上，渐渐通手以中指摩其肩，推其上而正之，渐引指攀其耳而正之。须是产母仰卧，然后推儿直上，徐徐正之，候其身正，门路皆顺，煎催生药一盏，令产母吃了，方可令产母用力，令儿下生，此名横产。倘若看生之人非精良妙手，不可依用此法，恐恣其愚，以伤人命。

七曰倒产。倒产者，盖因其母胎气不足，关键不牢，用力太早，致令儿子不能回转顺生，便只直下先露其足也。治之之法，当令产母与床上仰卧，令看生之人推其足，入去分毫。不得令产母用力，亦不得惊恐，候儿自顺。若经久不生，却令看生之人轻轻用手内入门中，推其足，令就一畔直上，令儿头一畔渐渐顺下，直待儿子身转，门路正当，然后煎催生药，令产母服一盏后，方始用力一送，令儿生下，此名倒产。若看生之人非精良妙手，不可依用此法，恐恣其愚，以伤人命。

八曰偏产。偏产者，盖因儿子回转，其身未顺，生路未正，却被产母用力一逼，致令儿头偏挂左腿，忽[1]偏挂右腿，致令儿虽近人门而不能生下。但云儿已露顶，然不知儿之所露即非顶也，忽[1]左额角、忽[1]右额角而已。谓儿头偏挂一畔，以此不能生。收之之法，当令产母于床上仰卧，令看生之人轻轻推儿近上，以手正其头，令儿头顶端正向人门，然后令产母用力一送，即使儿子生下。若是小儿头之后骨偏挂谷道，即令儿却只露额，当令看生之人，以一件绵衣炙令温暖用裹手，急于谷道外旁轻轻推儿头令正，即使令产母用力送儿生也，此名偏产。凡于谷道外旁推儿头正，须推其上而正之，仍是小用轻力推些上，儿而正之也。若看生之人非精良妙手，不可依用此法，恐恣其愚，以伤人命。

九曰碍产。碍产者，盖言儿身已顺，门路俱正，儿子已露正顶而不能生下。盖因儿身回转，肚带攀其肩，以此露正顶而不能生，此名碍产。收之法，当令产母于床上仰卧，令看生之人轻轻推儿近上，徐徐引手，以中指按儿肩下其肚带也。仍须候儿身正顺，方令产母用力一送，使儿子下生，此名碍产。若看生之人非精良妙手，不可依用此法，恐恣其愚，以伤人命。（《妇人大全良方·卷之十七·产难门》）

【注释】

[1] 忽：通"或"。

【按语】宋·杨子建《十产论》（1098 年）最早描述了因异常胎位引起的各种难产，如横产（肩先露）、倒产（足先露）、偏产（臀先露）、碍产（脐带攀肩）、盘肠产

（产时子宫脱垂），并创用手法矫正异常胎位。但原书失传，主要内容被收录于宋·陈自明的《妇人大全良方》。

二十一、月经不调

【原文】设有妇人无子及月经不调，可于阴交穴治。阴交穴乃任脉经，在脐下一寸。妇人血块气痛、调经种子，可于气穴治。气穴乃足少阴肾经，在阴户两旁各开一寸半，左名包门，右名子户。（《动功按摩秘诀·男女诸杂证皆治》）

二十二、毒瘾

【原文】问曰：戒烟者亦能乞灵于推拿乎？

答曰：鸦片为世界巨患，我国人受害最多。一经沾染成癖，任用何法，终难戒绝。损人身体，甚于病魔。汉如[1]研究有年，洞察其隐。盖凡烟类，皆能使人气血及神经顿呈快状，鸦片尤甚。染癖者戒时，气血必骤然停滞，精神亦随之委顿，神经遂受莫大之影响。惟推拿术，有流通气血之能，活泼神经之力，并细察人身虚实，系何脏何腑受烟成癖，即直按其脏腑之穴道，施用手术。俾[1]烟毒由大小便中随排泄而出，其癖自断。不但身体无伤，并能因兹强健，洵[2]新发明戒烟之善法也。（《一指禅推拿说明书·余墨》）

【注释】

[1] 汉如：该书作者黄汉如。

[2] 俾（bǐ）：使。

[3] 洵（xún）：诚实，实在。

【按语】本文首次论述了推拿戒毒的机理。黄汉如的《黄氏医话》，有一则推拿戒毒的医话，可参阅。

【原文】问曰：鸦片之瘾可能推否？

答曰：烟瘾不一，推法不同。瘾发之时，有腰疼推三关；有腹疼揉外劳宫；有泻肚推大肠，揉外劳宫；有下血腹疼推大肠、补肺金；有身发困、呵欠、眼泪，推三关，揉外劳宫；有发烧冷、头疼，身疼，揉阳池，推三关，揉外劳宫穴。（《推拿卫生正宗·第二册·问答病症》）

【按语】本文的特色是将小儿推拿的操作法用于成人戒毒。

📚 思考题

1. 最早的颞颌关节脱位口内复位法记载于什么著作？

2. 《金匮要略》用于抢救自缢死的手法有哪些？

3. 古代推拿治疗哮喘有哪些方法？

4. 推拿为什么能用于戒毒？

第七章 小儿推拿 ▷▷▷▷

【导　学】

　　小儿推拿，是中国推拿的特色。《五十二病方》已用钱币刮法治疗婴儿惊风抽搐。现代小儿推拿体系形成于明代。《补要袖珍小儿方论》的"秘传看惊掐筋口授手法论"是最早的小儿推拿专题文献。1576 年张四维的《医门秘旨》最早记载了"推拿"一词。明清时期刊行了一批小儿推拿专著。小儿推拿有独特的理论，有独立于经络系统的小儿推拿特定穴，有丰富的手法和操作法。本章精选了一些重要的小儿推拿文献，读者可从中一窥古代小儿推拿的原貌。

一、看惊掐筋手法论

　　【原文】人禀天地造化之气，阴阳顺行则精神爽，阴阳逆行则杂病乱生。盖由于冷热不调，阴阳失序，乍寒乍暖，颠倒昏沉，故孩儿失其调理作炒[1]，使父母偏僻之见，疑神疑鬼。幸我师传秘诀，言人之手足与树枝梢根一同，其发生、衰旺、荣枯，俱是阴阳节度[2]，而无差殊。却向男女[3]儿推上三关为热为补除凉，推下六腑为凉为泻退热；女子推下三关为热为补，推上六腑为凉为泻。任是昏沉、霍乱、口眼㖞斜、手足瘈跳，一应[4]杂证，俱有口诀存焉。先须推擦，然后用灯火按穴[5]而行，无不随手而应，随手而灵，随手而甦[6]，万无一失也。（《补要袖珍小儿方论·卷十·秘传看惊掐筋口授手法论》）

　　【注释】

　　[1] 炒：当作"吵"。

　　[2] 节度：节制，调度。

　　[3] 女：为衍文。

　　[4] 一应：一切，所有。

　　[5] 灯火按穴：即灯火燋法，用灯芯蘸油点着后点按体表。其法多记载于明清小儿推拿书中。

　　[6] 甦（sū）：通"苏"。苏醒。

　　【按语】《补要袖珍小儿方论》卷十中的"秘传看惊掐筋口授手法论"是最早的小儿推拿专题文献。本节内容在明·龚居中《幼科百效全书·卷上·新刻急救推拿奇法》

中名"保幼心传说"。

二、《医门秘旨》推拿掌法图解

【原文】用手掐小儿中指第一节，名曰二龙戏珠，外止吐，内止泻。用口咬小儿大指第一节，名曰天龙入虎口。用手捻小指头，名曰苍龙摆尾。

推上三关为热为补，除寒。退下六腑为凉为泄，除热。即是曰大板门。

阳池穴，在手大指侧腕一陷中，止泻，往下推之。

腕骨穴，在手指侧下起高骨节中，往下推之，止泻。

大陵穴，在内横纹陷中，止吐泻。

夹白穴，在手内股陷中，治小儿急惊。

手三里穴，在曲池穴下三寸起光肉处，治急慢惊风。

已上拿掐之法，左转为补，右转为泻，各九阳六阴，男女皆同。

（《医门秘旨·卷之十一小儿科·六筋治病法》）

【按语】成书于1576年的《医门秘旨》有"推拿掌法图"，最早记载了"推拿"一词。《医门秘旨》的主要手法是掐法、揉法和拿法，主要用于治疗惊风，反映了小儿推拿的早期面貌。

三、保婴赋

【原文】保婴赋

人禀天地，全而最灵。原无天札[1]，善养则存。始生为黄[2]，三四为小，七龆八龀[3]，九童十稚。惊痫疳癖[4]，伤食中寒。汤剂为难，推拿较易。以其手足，联系脏腑。内应外通，察识详备。男左女右，为主看之。先辨形色，次观虚实。认定标本，手法祛之。寒热温凉，取效指掌。四十余穴，有阴有阳。十三手法，至微至妙。审症欲明，认穴欲确。百治百灵，万不失一。（《幼科推拿秘书·卷一赋歌论诀秘旨·保婴赋》）

【注释】

[1] 天札：遭疫病而早死。夭，短命，早死，未成年而死。札，指疫病，也指遭瘟疫死亡。

[2] 始生为黄：初生的婴幼儿称为"黄"。《旧唐书·志第二十三·职官二》："凡男女，始生为黄，四岁为小，十六为中，二十有一为丁，六十为老。"古以黄口、黄吻、黄颔为幼儿的代称。

[3] 七龆（tiáo）八龀（chèn）：龆龀，儿童乳齿脱落，更换新齿的年龄，代指童年。龆，通"髫"。《东观汉记·伏湛传》："龆龀励志，白首不衰。"唐·白居易《欢儿戏》诗："龆龀（古同'龀'）七八岁，绮纨三四儿。"

[4] 疳癖：病证名，出自《普济方》。指小儿疳疾而致癖证，症见癖块潜藏于右胁下，其状如梳，触之隐痛。

四、小儿推拿八法

【原文】立法宜详也。首按、摩，继以掐、揉、推、运、搓、摇，合为八法。又立汗、吐、下三法。凡针灸、砭、焫[1]、浴、盦[2]，诸法之尽善者，一并采入。另附集成外治九法，惕厉子自制一法。（《厘正按摩要术·凡例》）

【注释】

[1] 焫：烧，灼。《灵枢·寿夭刚柔》：“刺布衣者，以火焫之。刺大人者，以药熨之。”张介宾注：“以火焫之。”

[2] 盦（ān）：覆盖。此指热敷法。

【按语】《厘正按摩要术》将小儿推拿手法系统归纳为按、摩、掐、揉、推、运、搓、摇八法。此后医家论述小儿推拿手法大多以此为蓝本。“小儿推拿八法”详见本书第四章。

五、五脏六腑手法歌

【原文】手法歌[1]

心经有热作痰迷[2]，天河水过作洪池；肝经有病儿多闷[3]，推动脾土病即除；

脾经有病食不进，推动脾土效必应；肺经受风咳嗽多，即在肺经久按摩；

肾经有病小便涩[4]，推动肾水即救得；小肠有病气来攻，板门横门推可通；

用心记取精宁穴，看来危症快如风；胆经有病口作苦，好将妙法推脾土；

大肠有病泄泻多，脾土大肠久搓摩；膀胱有病作淋疴，肾水八卦运天河；

胃经有病呕逆多[5]，脾土肺经推即和[6]；三焦有病寒热魔，天河过水莫蹉跎[7]；

命门有病元气亏，脾土大肠八卦推；仙师授我真口诀，愿把婴儿寿命培。

（《小儿按摩经》）

【注释】

[1] 手法歌：《幼科百效全书·新刻幼科急救推拿法》作“手指五脏六腑歌”。《万育仙书》作“五脏六腑病证”歌。《小儿推拿方脉活婴秘旨全书》称“五脏主病歌”。以上诸书与本歌诀的内容大同小异，但五脏六腑的先后顺序均为心、肝、脾、肺、肾、大肠、小肠、命门、三焦、膀胱、胆、胃。《推拿广意》作“脏腑歌”，且每一脏腑的手法歌诀由两句演化为四句。

[2] 痰：《幼科百效全书·新刻幼科急救推拿法》作“痴”。《万育仙书》同。

[3] 闷：《幼科百效全书·新刻幼科急救推拿法》和《万育仙书》作“痹”。

[4] 涩：《幼科百效全书·新刻幼科急救推拿法》作“塞”。

[5] 呕逆多：《幼科百效全书·新刻幼科急救推拿法》作“寒气攻”。《万育仙书》作“食不进”。

[6] 脾土肺经推即和：《小儿推拿方脉活婴秘旨全书》作“脾土肺金能去风”。《幼科百效全书·新刻幼科急救推拿法》作“凉土肺经能去风”。《万育仙书》作“脾土大肠八卦应”。

［7］天河过水莫蹉跎：《幼科百效全书·新刻幼科急救推拿法》作"天河六腑神仙诀"。《万育仙书》作"天河六腑阴阳诀"。

【按语】歌赋体裁是明清小儿推拿著作常见的表达形式，有助于记忆和传授。

六、推拿次第

【原文】推拿手部次第[1]

一推虎口三关，二推五指尖，三捻五指尖，四运掌心八卦，五分阴阳，六看寒热，推三关六腑，七看寒热，用十大手法[2]而行，八运斗肘。

推拿面部次第

一推坎宫，二推攒竹，三运太阳，四运耳背高骨（廿四下，毕，掐三十下），五掐承浆（一下），六掐两颊车（一下），七掐两听会（一下），八掐两太阳（一下），九掐眉心（一下），十掐人中（一下）。

再用两手提儿两耳三下。此乃推拿不易之诀也。（《小儿推拿广意·卷上》）

【注释】

［1］次第：次序。这里指小儿推拿中约定俗成的成套操作次序。

［2］十大手法：《推拿广意》中黄蜂入洞、苍龙摆尾、二龙戏珠、赤凤摇头、猿猴摘果、凤凰展翅、飞经走气、按弦搓摩、水里捞明月、打马过天河等十种小儿推拿复式操作法。

七、推五经

【原文】推五经法

五经者，即五指尖也，心肝脾肺肾也。如二三节即为六腑。医用左手四指托儿手背，大指掐儿掌心。右手食指曲儿指尖下，大指盖儿指尖，逐指推运。往上直为推，往右顺运为补，往左逆运为泻。先须往上直推过，次看儿之寒热虚实，心肝肺指，或泻或补，大指脾胃，只宜多补，如热甚可略泻，如肾经或补或泻或宜清。如清肾水，在指节上往下直退是也。（《小儿推拿广意·卷上·推五经法》）

【原文】推脾土

脾土，在大拇指上罗纹，男左旋，女右旋。而程公权云：不如屈小儿大指，内推为补，直指外推为清。盖因小儿虚弱，乳食少进，必推此有效。至痰食诸症，又必先泄后补。总之，人一身以脾土为主，推脾土以补为主。清之省人事，补之进饮食。万物土中生，乃一身之根本，治病之要着也。

推肾水

肾水，在小指外旁，从指尖一直到阴池[1]部位，属小肠。肾水里推为补，外推为清。清者，因小儿小水[2]赤黄。补者，因肾水虚弱。清，退脏腑热，补，因小便短少。

推肝木

肝木，在食指。肝属木，木生火。肝火动，人眼目昏闭，法宜清。诸病从火起，人最难平者，肝也，肝火盛则伤脾。退肝家之热，又必以补脾土为要。

推心火

心属中指，指根下离[3]宫属火。凡心火动，口疮，弄舌，眼大小眦赤红，小水不通，皆宜推而清之。至于惊搐，又宜清此（心经内一节，掐之，止吐）。

推肺金

肺金在无名指，属气。止咳化痰，性主温和。风寒入肺固嗽，伤热亦嗽。热宜清，寒亦宜清。惟虚宜补，而清之后亦宜补。凡小儿咳嗽痰喘必推此，惊亦必推此。（《幼科推拿秘书·卷三推拿手法注释》）

【注释】

[1] 阴池：小儿推拿特定穴，位于腕部掌侧横纹的尺侧边。出自《小儿按摩经》。

[2] 小水：小便。明·张介宾《景岳全书·寒热真假篇》："或大便不实，或先鞭后溏，或小水清频，或阴枯黄赤。"

[3] 离：八卦卦位之一，符号是"☲"，代表火。

【原文】运五经

五经者，五指头之经络也。心经在将指[1]，肝经在食指，脾经在大拇指，肺经在无名指，肾经在小指。运者，以我食指，运小儿五指头肉上。此法能治大小便结，开咽喉胸膈中闷塞，以及肚响腹胀、气吼[2]泄泻诸病。盖五脏之气，运动即能开利。（《幼科推拿秘书·卷三推拿手法注释·运五经》）

【注释】

[1] 将指：手的中指。

[2] 气吼：此处指喉间发出哮鸣之音，为哮证、喘证的常见症状。

【按语】五经穴为小儿推拿中独具特色的腧穴，其操作方法呈多样化。至今湘西刘氏小儿推拿流派、山东推拿三字经流派等小儿推拿流派均有不同的认识与方法。

八、运水入土和运土入水

【原文】运水入土（泻）

土者，胃土也，在版门[1]穴上，属艮宫。水者，肾水也，在小指外边些。运者，以我大指，从小儿小指侧巅，推往乾坎艮[2]也。此法能治大小便结、身弱、肚起青筋、痢泻诸病。盖水盛土枯，运以润之。小水勤，甚效。（《幼科推拿秘书·卷三推拿手法注释·运水入土》

【注释】

[1] 版门：又作"板门"，位于手掌鱼际平面。

[2] 乾坎艮：乾坎艮为八卦中之三卦。此条文意为从乾位推至艮位，此处乃注明手法操作方向。

【原文】运土入水（补）

土者，脾土也，在大指。水者，坎水也，在小天心穴上。运者，从大指上，推至坎宫。盖因丹田作胀，眼睁，为土盛水枯。运以滋之，大便结，甚效。（《幼科推拿秘书·卷三推拿手法注释·运土入水》）

九、按弦走搓摩和按弦搓摩

【原文】 按弦走搓摩

此运开积痰、积气、痞疾之要法也。弦者，勒[1]肘骨也，在两胁上。其法着一人抱小儿坐在怀中，将小儿两手抄搭小儿两肩上。以我两手对小儿两胁上搓摩至肚角[2]下。积痰积气自然运化，若久痞，则非一日之功，须久搓摩乃效。（《幼科推拿秘书·卷三十三大手法推拿注释·按弦走搓摩》）

【注释】

[1] 勒：通"肋"。《释名·释形体》："肋，勒也，所以检勒五脏也"。

[2] 肚角：小儿推拿特定穴名，脐下2寸（石门）旁开2寸大筋。

【原文】 按弦搓摩

医用左手拿儿手掌向上，右手大食二指，自阳穴[1]上轻轻按摩至曲池，又轻轻按摩至阴穴[2]止，如此一上一下，九次为止。阳症关轻腑重[3]，阴症关重腑轻。再用两手从曲池搓摩至关腑三四次。医又将右大食中掐儿脾指，左大食中掐儿斗肘[3]，往外摇二十四下，化痰是也。（《小儿推拿广意·卷上·推拿手法次第》）

【注释】

[1] 阳穴：小儿推拿特定穴名。位于腕部掌侧横纹的桡侧边。手法操作有"分阴阳"与"合阴阳"之别。

[2] 阴穴：小儿推拿特定穴名。位于腕部掌侧横纹的侧边。

[3] 关轻腑重：操作时三关部力度轻，六腑部力度重。关，三关；腑，六腑。

[3] 斗肘：小儿推拿穴名。位于肘尖（尺骨鹰嘴）部。出《小儿按摩经》。《幼科推拿秘书·卷二》："在手肘曲处，高起圆骨处。"

【按语】 本文之"按弦搓摩"为手部操作法，与上文在胁肋部操作的"按弦走搓摩"完全不同，不可混淆。

十、水里捞明月与水底捞明月

【原文】 水里捞明月

法曰：以小儿掌向上，医左手拿住，右手滴水一点于儿内劳宫，医即用右手四指扇七下。再滴水于总经[1]中（即是心经）。又滴水天河（即关腑居中[2]），医口吹上四五口。将儿中指屈之，医左大指掐住，医右手捏卷将中指节[3]，自总经按摩到曲池，横空二指。如此四五次。往关踢，凉行背上；往腑踢，凉入心肌[4]。此大凉之法，不可乱用。（《小儿推拿广意·卷上·推拿手法次第·水里捞明月法》）

【注释】

[1] 总经：又名总筋，小儿推拿特定穴名，位于腕部掌侧横纹中点处。能清心火。《小儿按摩经·六筋》："诸惊风，掐总筋可治。"

[2] 关腑居中：天河水位居三关、六腑两条线的中间。

[3] 将中指节：指中指的中间一节。将，将指，即中指。中指节，中间一节手指。

［4］心肌：心经。六腑穴呈线状分布，与前臂之手少阴心经相重，故在六腑操作，能凉入心经。

【原文】水底捞明月

此退热必用之法也。水底者，小指边也。明月者，手心内劳宫也。其法：以我手拿住小儿手指。将我大指，自小儿小指旁尖，推至坎宫。入内劳轻拂起，如捞月[1]之状。再一法：或用凉水点入内劳，其热即止。盖凉入心肌，行背上，往脏腑。大凉之法，不可乱用。（《幼科推拿秘书·卷三十三大手法推拿注释·水底捞明月》）

【注释】

［1］捞月：雍正三年本作"捞月"，以后诸本多作"捞明月"。

十一、三关六腑

【原文】家传秘诀：如女子以内下为三关，上为六腑；男子以外上为三关，下为六腑。如横括至中指节掐之主吐，手背刮至中指头为主泻。肬门推下横门掐吐法，横门推上肬门掐泻法。如欲泻之时，手肬门横门对掐之即泻。天门入虎口，揉之，鹰爪惊，掐，不止，将大指望下掐，掐手大指节。

推上三关，退寒加暖，推拂三五十次。男依此例，女反此也。

退下六腑，退热加凉，推拂三五十次。（《补要袖珍小儿方论·卷十·秘传看惊掐筋口授手法论》）

【按语】本段内容在《幼科百效全书·卷上·新刻急救推拿奇法》称"家传秘法手诀"。

【原文】三关六腑秘旨歌

小儿元气胜三关，推动三关真火然[1]。真火熏蒸来五脏，小儿百脉皆和畅。元气既足邪气退，热极不退六腑推。若非极热退愈寒，不如不退较为安。六腑愈寒疾愈盛，水火相交方吉庆（解曰：推三关取热，退六腑取凉，犹医家大寒大热之剂。若非大寒大热，必二法交用，取水火相济）。（《幼科推拿秘书·卷二穴象手法·三关六腑秘旨歌》）

【注释】

［1］真火然：真火，即肾阳，是人体生命活动力的源泉，对人体各脏腑的生理活动有温煦与推动作用。然，通"燃"。

【原文】侧推大三关

大三关者，对风气命食指上小三关[1]而言也。属真火元气。其穴从鱼脊[2]穴（在膀上边），到手湾曲池，故曰侧。其推法，以我二指或三指，从容用力，自鱼脊推到曲池。培补元气，第一有功。熏蒸取汗，此为要着。男子左手，从鱼脊推到曲池。女子从曲池推往鱼脊，在右手。皆大补之剂、大热之药也。（《幼科推拿秘书·卷三推拿手法·侧推大三关》）

【注释】

［1］小三关：用于小儿疾病望诊的指上三关。食指桡侧近虎口的第一指节为风关，第二节为气关，第三节为命关。

［2］鱼脊：即鱼际。

【原文】退六腑

六腑穴，在膀之下，上对三关。退者，从斗肘处向外推至大横纹头，属凉，专治脏腑热，大便结，遍身潮热，人事[1]昏沉。三焦火病，此为要着。若女子，则从大横纹头向里推至斗肘以取凉，在右手。医者须小心记之，不可误用。男女惟此不同耳。

合上二法[2]，大寒大热，偏用。若补元气，必相济而用，未可偏也。但推数多寡之不同耳。（《幼科推拿秘书·卷三推拿手法注释·退六腑》）

【注释】

［1］人事：人情事理。这里指知觉。

［2］二法：指上文"侧推大三关"和"退六腑"二法。

【按语】三关、六腑是小儿推拿中重要特定穴。其中三关在小儿前臂桡侧，与食指风气命小三关相对，称为大三关，其性热。六腑，在小儿前臂尺侧，其性凉。三关、六腑的手法操作古有男女之别，现今已不分男女。

十二、天河水

【原文】清天河

天河穴，在膀膊中。从坎宫[1]小天心处，一直到手湾曲池。清者，以我手三指或二指，自大横纹推到曲池，以取凉退热，并治淋疬、昏睡，一切火症俱妙。（《幼科推拿秘书·卷三推拿手法注释·清天河)

【注释】

［1］坎宫：八卦之坎卦位，在腕横纹正中，"小天心"位于此处。

【原文】打马过天河

此能活麻木，通关节脉窍之良法也。马者，二人上马穴也，在天门下。其法以我食、将二指，自小儿上马处打起，摆至天河，去四回三，至曲池内一弹，如儿辈嬉戏打拔之状。此法性[1]凉去热。（《幼科推拿秘书·卷三推拿手法注释·打马过天河》）

【注释】

［1］性：雍正刻本作"惟"，形近而误。多本误作"退"。

十三、分阴阳

【原文】分阴阳

阴阳者，手掌下，右阴池穴，左阳池穴也。其穴屈小儿四指拳过处，即坎宫小天心处。以我两手大拇指，从小天心处两分推之。盖小儿之病，多因气血不和，故一切推法，必先从阴阳分起。诸症之要领，众法之先声。推此不特能和气血，凡一切膨胀泄泻，如五脏六腑有虚，或大小便不通，或惊风痰喘等疾，皆可治之。至于乍寒乍热，尤为对症。热多则分阳从重[1]，寒多则分阴从重，推者必审其轻重而用之。凡症必先用此法，用时医者正好察色审音，探问因由，而斟酌其对症之手法也。（《幼科推拿秘书·卷三推拿手法注释·分阴阳》）

【注释】

［1］分阳从重：指分推阴、阳池穴时，阳池穴手法可重。

【按语】《幼科推拿秘书》主张小儿推拿要从手掌的"分阴阳"开始操作，"分阴阳"乃"诸症之要领，众法之先声"。

【原文】分阴阳法

此法治寒热不均，作[2]寒作热。将儿手掌向上，医用两手托住，将两大指往外阴阳二穴分之。阳穴宜重分，阴穴宜轻分。但凡推病，此法不可少也。（《小儿推拿广意·卷上·推拿面部次第·分阴阳法》）

【注释】

［1］作：通"乍"。

【按语】上下条文对分阴阳的手法应用略有不同，《幼科推拿秘书》要求根据寒热多少来决定"分阴从重"或"分阳从重"，《小儿推拿广意》则认为阳穴宜重，阴穴宜轻。

十四、揉脐及龟尾并擦七节骨

【原文】揉脐及龟尾并擦七节骨

此治泻痢之良法也。龟尾者，脊骨尽头闾尾[1]穴也。七节骨[2]者，从颈骨[3]数下第七节也。其法以我一手，用三指揉脐，又以我一手，托揉龟尾。揉讫，自龟尾擦上七节骨为补。水泻专用补。若赤白痢，必自上七节骨擦下龟尾为泄，推第二次再用补。盖先去其大肠热毒，然后可补也。至[4]伤寒后骨节痛，专擦七节骨至龟尾。（《幼科推拿秘书·卷三推拿手法·十三大手法推拿注释》）

【注释】

［1］闾尾：小儿推拿穴名，即龟尾，位于尾骨端。

［2］七节骨：有上七节骨与下七节骨之别。上"七节骨"为"从颈骨数下第七节也"（《幼科推拿秘书·卷二），"与心窝相对"（《幼科推拿秘书·卷二》）。下"七节骨"为现今小儿推拿常用穴，位于腰骶正中，命门至尾骨端一线。向上推温阳止泻，并治脱肛；向下推清热通便，治便秘等症。

［3］颈骨：见清雍正刻本。以后多本作"头骨"。

［4］至：见清雍正刻本。以后多本作"若"。

十五、总收法

【原文】总收法

诸症推毕，以此法收之。久病更宜用此方，永不犯。其法以我左手食指，掐按儿肩井陷中，乃肩膊眼[1]也。又以我右手，紧拿小儿食指、无名指，伸摇如数。病不复发矣。（《幼科推拿秘书·卷三推拿手法·十三大手法推拿注释》）

【注释】

[1] 肩膊眼：肩部的凹陷处。肩膊，人体部位名，指两肩及肩之偏后部位。《灵枢·终始》："肩膊虚者，取之上。"眼，孔洞，窟窿。

【按语】 总收法为小儿推拿操作的结束手法，"诸症推毕，以此法收之"。与上文的"分阴阳"配合，一起一收，完成全套推拿程序。

十六、推拿三字经

【原文】

> 徐谦光，奉萱堂[1]，药无缘，推拿恙。
> 自推手，辨诸恙，定真穴，画图彰。
> 上疗亲，下救郎，推求速，惟重良。
> 独穴治，有良方，大三万，小三千。
> 婴三百，加减良，分岁数，轻重当。
> 从吾学，立验方，宜熟读，勿心慌。
> 治急病，一穴良，大数万，立愈恙。
> 幼婴者，加减良，治缓症，各穴量。
> 虚冷补，热清当，大察脉，理宜详。
> 浮沉者，表里恙，迟数者，冷热伤。
> 辨内外，推无恙，虚与实，仔细详。
> 字廿七，脉诀讲，明四字，治诸恙。
> 小婴儿，看印堂，五色纹，细心详。
> 色红者，心肺恙，俱热症，清则良。
> 清何处，心肺当，退六腑，即去恙。
> 色青者，肝风张，清则补，自无恙。
> 平肝木，补肾脏，色黑者，风肾寒。
> 揉二马，清补良，列缺穴，亦相当。
> 色白者，肺有痰，揉二马，合阴阳。
> 天河水，立愈恙，色黄者，脾胃伤。
> 若泻肚，推大肠，一穴愈，来往忙。
> 言五色，兼脾良，曲大指，补脾方。
> 内推补，外泻详，大便闭，外泻良。
> 泻大肠，立去恙，兼补肾，愈无恙。
> 若腹痛，窝风良，数在万，立愈恙。
> 流清涕，风感伤，蜂入洞，鼻孔强。
> 若洗皂，鼻两旁，向下推，和五脏。
> 女不用，八卦良，若泻痢，推大肠。
> 食指侧，上节上，来回推，数万良。

牙痛者，骨髓伤，揉二马，补肾水。
推二穴，数万良，治伤寒，拿列缺。
出大汗，立愈恙，受惊吓，拿此良。
不醒事，亦此方，或感冒，急慢恙。
非此穴，不能良，凡出汗，忌风扬。
霍乱病，暑秋伤，若上吐，清胃良。
大指根，震艮连，黄白皮，真穴详。
凡吐者，俱此方，向外推，立愈恙。
倘泻肚，仍大肠，吐并泻，板门良。
揉数万，立愈恙，进饮食，亦称良。
瘟疫者，肿脖项，上午重，六腑当。
下午重，二马良，兼六腑，立消亡。
分男女，左右手，男六腑，女三关。
此二穴，俱属凉，男女逆，左右详。
脱肛者，肺虚恙，补脾土，二马良。
补肾水，推大肠，来回推，久去恙。
或疹痘，肿脖项，仍照上，午别恙。
诸疮肿，照此详，虚喘嗽，二马良。
兼肺清，兼脾良，小便闭，清膀胱。
补肾水，清小肠，食指侧，推大肠。
尤来回，轻重当，倘生疮，辨阴阳。
阴者补，阳清当，紫陷阴，红高阳。
虚歉者，先补强，诸疮症，兼清良。
疮起初，揉患上，左右旋，立消亡。
胸膈闷，八卦详，男女逆，左右手。
运八卦，离宫轻，痰壅喘，横纹上。
左右揉，久去恙，治歉症，并痨伤。
歉弱者，气血伤，辨此症，在衣裳。
人着裕，伊着绵，亦咳嗽，各七伤。
补要多，清少良，人穿裕[2]，他穿单。
名五痨，肾水伤，分何脏，清补良。
在学者，细心详，眼翻者，上下僵。
揉二马，捣天心，翻上者，捣下良。
翻下者，捣上强，左捣右，右捣左。
阳池穴，头痛良，风头痛，蜂入洞。
左右旋，立无恙，天河水，口生疮。
遍身热，多推良，中气风，男女逆。

右六腑，男用良，左三关，女用强。

独穴疗，数三万，多穴推，约三万。

遵此法，无不良，遍身潮，分阴阳。

拿列缺，汗出良，五经穴，肚胀良。

水入土，不化谷，土入水，肝木旺。

小腹寒，外劳宫，左右旋，久揉良。

嘴唇裂，脾火伤，眼泡肿，脾胃恙。

清补脾，俱去恙，向内补，向外清。

来回推，清补双，天门口，顺气血。

五指节，惊吓伤，不计次，揉必良。

腹痞积，时摄良，一百日，即无恙。

上有火，下有寒，外劳宫，下寒良。

六腑穴，去火良，左三关，去寒恙。

右六腑，亦去寒，虚补母，实泻子。

曰五行，生克当，生我母，我生子。

穴不误，治无恙，古推书，身首足。

执治婴，无老方，皆气血，何两样。

数多寡，轻重当，吾载穴，不相商。

少老女，无不当，遵古推，男女分。

俱左手，男女同，予尝试，并去恙。

凡学者，意会方，加减推，身歉壮。

病新久，细思详，推应症，无苦恙。

（《推拿小儿全书》）

【注释】

［1］萱堂：指母亲的居室，并借以指母亲。

［2］袷（jiá）：同"夹"。

十七、小儿杂病治法

【原文】 治男女诸般症候并治法

口中插舌，乃心经有热，退六腑、水里捞明月、清天河为主。

四肢冷弱，推三关、补脾土、四横纹为主。

头向上，运八卦、补脾土为主。

眼翻白，推三关、擦五指节为主。

四肢乱舞，掐五指节、清心经为主。

口渴，是虚气，大推天河水为主。

肚腹响，是虚气，分阴阳、推脾为主。

口吐有痰白涎，推肺经为主（吐法急用）。

四肢掣跳，寒热不匀，掐五指节、分阴阳为主。

哑子不言，是痰迷心窍，推肺经为主。

眼不开，气血虚，推肾水为主。

眼白，推肾水，运八卦为主。

眼翻白，偏左右，拿二人上马、小天心为主。

头偏左右，有风，分阴阳、擦五指节为主。

面虚白唇红，推脾土、肾水为主。

气吼虚热，补脾土、推肾水为主。

遍身潮热，乳食所伤，推脾土、肾水为主。

口唇白，气血虚，补脾为主。

肚腹胀，气虚血弱，补脾土、分阴阳为主。

青筋裹肚，是有风，补脾土、掐五指节为主。

吐乳有寒，分阴阳、补脾土为主。

饮食虽进，人瘦弱，有火，退六腑、清天河水为主。

眼向上，分阴阳，推肾水、运水入土为主。

哭声号叫，推心经，分阴阳为主。

鼻流清水，推脉经为主。

四肢向后，推肺经、脾土、摆尾为主。

眼黄有痰，清肺经、推脾土为主。

口歪有风，推肺经、掐五指节为主。

掐不知痛，有风，麻木，推脾土、掐五指节为主。

大小便少，退六腑、清肾水为主。

到晚昏迷，推肺经为主。

咬牙，补肾水、分阴阳为主。

哭不出声，清心经、分阴阳、掐威灵穴为主。

哭声不出，推肺经、擦四横纹为主。

遍身掣，有风，补脾、掐五指节、凤凰单展翅为主。

脸青，推三关，推肺经为主。

手抓人，推心经、退六腑为主。

身寒掣，推三关、揉涌泉为主。

临晚啼哭，心经有热，清天河水为主。

大叫一声死，推三关、拿合谷穴、清天河水、捞明月为主。

肚痛，擦一窝风，并拿肚角穴为主。

干呕，推精宁穴为主。

鼻流鲜血，是五心热，退六腑、清天河水、捞明月为主。

两眼看地，补脾土、推肾水、擦四横纹为主。

一掣一跳，推心经、掐五指节、补脾为主。

卒中风，急筋吊颈，拿合谷穴、掐威灵穴为主。

以上治法虽各有主，然各经俱要推之，遍推遍妙，有益无损，医者留心焉。

（《医学研悦·卷之十》）

思考题

1. 《补要袖珍小儿方论》中"灯火按穴"是怎样操作的？
2. 《小儿推拿广意》中"用十大手法而行"指哪十大手法？
3. "阴池"穴的定位在何处？
4. 明清小儿推拿著作有助于记忆和传授的常见表达形式是什么？

第八章 自我按摩与保健按摩 ▷▷▷▷

第一节　自我按摩

一、自按摩

【原文】安坐，未食前自按摩，以两手相叉，伸臂股，导引诸脉，胜如汤药。(《养性延命录·导引按摩篇》)

【按语】南北朝时期，道家文献将自我养生按摩称为"自按摩"。

二、养生按摩

【原文】养生法：凡小有不安，即按摩捼捺，令百节通利，邪气得泄。(《圣济总录·治法》)

三、调身按摩

【原文】论曰：非但老人须知服食[1]将息[2]节度[3]，极须知调身按摩，摇动肢节，导引行气[4]。行气之道，礼拜一日勿住。不得安于其处以致壅滞。故流水不腐，户枢不蠹，义在斯矣。能知此者，可得一二百年。(《千金翼方·卷十二·养性》)

【注释】

[1] 服食：衣着饮食。《金匮要略·脏腑经络先后脉证第一》："服食节其冷热苦酸辛甘。"

[2] 将息：调养休息，保养。宋·李清照《声声慢》词："乍暖还寒时候，最难

将息。"

[3] 节度：犹节制，约束。《旧唐书·田绪传》："田悦性俭啬，衣服饮食，皆有节度。"

[4] 行气：一种以呼吸吐纳为主的养生方法，亦称"服气""炼气"。基本要求是凝神静虑，专气致柔，在呼吸吐纳时做到轻、缓、匀、长、深，相当于现代静养气功。

四、按摩防病

【原文】凡人自觉十日已上康健，即须灸三数穴以泄风气。每日必须调气补泻，按摩导引为佳。勿以康健便为常然。常须安不忘危，预防诸病也。（《备急千金要方·卷二十七养性》）

五、《医故》论自我按摩

【原文】《汉志[1]》有《黄帝岐伯按摩》十卷，而列之神仙家。盖以其为导引之术，不假方药之功，所谓保性命之真而游求于外者也。今《千金方》载婆罗门及老子按摩法，无称黄帝岐伯者，殆非古先道之遗与？《扁鹊传》云："上古之时，医有俞跗，治病不以汤液、醴洒、镵石、挢引、按扤、毒熨。"《索隐》云："挢者，谓按摩之法，天挢引身，如熊顾鸟伸也。扤者音玩，亦谓按摩而玩弄身体使调也。"《素问》曰："其治宜导引按蹻。"但言治痿厥寒热而不具其法。《后汉》华佗语吴普以五禽之戏，曰虎、鹿、熊、猿、鸟，亦以除疾，兼利蹄足，以当导引。体有不快，起作一禽之戏，怡而汗出，因以著粉，身体轻便而欲食。盖所以引挽腰体，动诸关节，使谷气得销，而病不能生也。案"著粉"句，《汉书》《魏志》注并未详。余考孙思邈《禁经》云："敷粉火治邪，亦可以按摩。又师捉一炬火作禹步[2]，烧粉，令病人越火入户还床。"可知著粉固按摩之一术，烧粉而越之者，亦取其能轻身尔。《庄子》曰："吐故纳新，熊经鸟伸，此导引之士，养形之人也。"是佗所为五禽之戏，本古导引者相承之遗法，特增其名数尔。《周礼·疏案》刘向云："扁鹊使子术按摩。"《说苑》云："子游矫摩。"《韩诗外传》云："子游按摩。"《唐六典》有按摩博士一人，注："崔实《正论》云：熊经鸟伸，延年之术。故华佗有六禽之戏，魏文有五捶之锻。"又《真诰》记、《大洞真经精景按摩篇》《太上箓渟》《法华经》上按摩法注亦称"熊经鸟伸"之术。夫古之按摩，皆躬自运动，振捩顿拔捼捺捹伸[3]，通其百节之灵，尽其四支之敏，劳者多健，辟犹户枢。今人每至风痹拘挛[4]，宛气流刺[5]，然后委制于人[6]。手足交拒，伤及神骸。而庸妄者，恃其术力，至以按摩名家，为人舞蹈，几自忘其所谓矣！（《医故·下篇·案摩》）

【注释】

[1]《汉志》：即《汉书·艺文志》。

[2] 禹步：即"步罡踏斗"。道教法师设坛建醮时礼拜星斗的步态和动作。据说步行转折，宛如踏在罡星斗宿之上。传说这种步法为夏禹所创，故亦称"禹步"。《云笈七签·卷六十一》："其法先举左，一跬一步，一前一后，一阴一阳，初与终同步，置

脚横直互相承如丁字形。"

[3] 振捵顿拔捼捺拗伸：八种手法均为"老子按摩法"中的自我导引按摩法。

[4] 风痱拘挛：中风瘫痪，肢体拘挛。

[5] 宛气流刺（là）：意指人的气机逆乱。宛气，郁结之气。《史记·扁鹊仓公列传》："夫悍药入中，则邪气辟矣，而宛气愈深。"刺，违背常情。

[6] 委制于人：委托别人治理，把自己交给别人治疗。

【按语】作者强调自我按摩导引的重要性，反对到了中风拘挛、气机逆乱的时候再把自己的性命托付给庸妄的按摩者。

六、《引书》木鞠按摩导引法

【原文】支尻之上痛，引之。为木鞠[1]，谈卧[2]，以当痛者，前后摇之，三百而休；举两足，指上，手抚席，举尻以力引之，三而已。（《引书》）

【注释】

[1] 木鞠：木制的球。《说文·革部》："鞠，蹋鞠也。"

[2] 谈卧：即偃卧、仰卧。谈，《引书》又作"炎"（上文作"炎卧"），通"偃"。

【按语】本文大意为：臀腿之上痛，用导引法治疗。制作一个木球，仰卧，把木球垫在臀部疼痛处，前后摇动三百次而止；再抬举两腿向上，双手按住席子，抬起臀部并用力向上提伸，重复三次为止。这是一种臀腿痛的自我按摩导引疗法。首先利用身体的自重，压在垫于臀部疼痛点的木球上，前后摇动三百次，相当于以木球在压痛点上反复按揉。抬腿举臀向上，可伸张臀腿后部的肌肉以舒筋解痉。这是一套非常实用的臀腿痛自我按摩导引法。

七、《养性延命录》自按摩法

【原文】平旦以两手掌相摩令热，熨眼三过。次又以指按[1]目四眦，令人目明。

又法：摩手令热，以摩面，从上至下[2]，去邪气[3]，令人面上有光彩。

又法：摩手令热，雷摩身体，从上至下，名曰干浴。令人胜风寒时气，寒[3]热头痛，百病皆除。夜欲卧时，常以两手揩摩身体，名曰干浴，辟风邪。（《养性延命录·导引按摩篇第五》）

【注释】

[1] 按：原作"搔"，据《云笈七签》改。

[2] 从上至下：《千金翼方·养性》此后有"二七过"。

[3] 邪气：《千金翼方·养性》作"妍气"，义胜。

[4] 寒：原无，据《诸病源候论》《千金翼方》补。

八、天竺国按摩法和老子按摩法

【原文】按摩法第四[1]

天竺国按摩，此是婆罗门法。

两手相捉纽捩，如洗手法。

两手浅相叉，翻覆向胸。

两手相捉，共按胫，左右同。

两手相重按䏚[2]，徐徐捩身，左右同。

以手如挽五石[3]力弓，左右同。

作拳向前筑[4]，左右同。

如拓石法，左右同。

作拳却顿，此是开胸，左右同。

大坐斜身偏欹如排山，左右同。

两手抱头，宛转䏚上，此是抽胁。

两手据地，缩身曲脊，向上三举。

以手反捶背上，左右同。

大坐伸两脚，即以一脚向前虚掣，左右同。

两手拒地回顾，此虎视法，左右同。

立地，反捬身，三举。

两手急相叉，以脚踏手中，左右同。

起立，以脚前后虚踏，左右同。

大坐伸两脚，用当相手勾所伸脚，著膝中，以手按之，左右同。

右十八势，但是老人日别能依此三遍者，一月后百病除，行及奔马，补益延年，能食，眼明，轻健，不复疲乏。（《备急千金要方·卷二十七养性》）

【注释】

[1] 按摩法第四：此下宋古本有小字云："自按摩法，每日三遍。一月后百病并除，行及奔马。此是婆罗门法。"

[2] 䏚：同"髀"，股部。

[3] 石（dàn）：重量单位，120市斤为一石。《汉书·律历志上》："三十斤为钧，四钧为石。"

[4] 筑：击、打。此处为冲拳动作。

【按语】《备急千金要方》的"天竺国按摩"法，来源于南北朝时期的《太清道林摄生论》。《太清道林摄生论》今仅存《道藏》本。是书"按摩法第四"载有著名的"自按摩法"十八势和"老子按摩法"。名为按摩法，其实乃导引法，即结合自我按摩的肢体主动运动。其中的"自按摩法"十八势，当来自略早些的"导引十九法"，载南北朝时期道教养生著作《正一法文修真旨要》中。仔细核对《备急千金要方》养性卷，发现其内容大多取材于《太清道林摄生论》，甚至是大段大段地照搬。但尚存的"道林养性"之标题，还是向我们透露了一些信息。随着《备急千金要方》的广泛流传，"自按摩法"十八势播名海内外，但中华民族的"国货"却从此被镶上了婆罗门标签。

【原文】老子按摩法

两手捺胫，左右捩身二七遍。

两手捻胫，左右扭肩二七遍。

两手抱头，左右扭腰二七遍。

左右挑头二七遍。

两手托头，三举之。

一手抱头，一手托膝，三折，左右同。

两手托[1]头，三举之。

一手托头，一手托膝，从下向上三遍，左右同。

两手攀头下向三顿足。

两手相捉头上过，左右三遍。

两手相叉，托心，前推，却挽三遍。

两手相叉，著心三遍。

曲腕筑肋挽肘，左右亦三遍。

左右挽，前后拔，各三遍。

舒手挽项，左右三遍。

反手著膝，手挽肘，覆手著膝上，左[2]右亦三遍。

手摸肩，从上至下使遍。左右同。

两手空拳筑三遍。

两手相叉，反覆搅，各七遍。

外振手三遍，内振三遍，覆手振亦三遍。

摩扭指三遍。

两手反摇三遍。

两手反叉，上下扭肘无数，单用十呼。

两手上耸三遍。

两手下顿三遍。

两手相叉头上过，左右伸肋十遍。

两手拳反背上，掘脊上下亦三遍[3]。

两手反捉，上下直脊三遍。

覆掌搦腕，内外振三遍。

覆掌前耸三遍。

覆掌两手相叉，交横三遍。

覆手横直，即耸三遍。

若有手患冷，从上打至下，得热便休。

舒左脚，右手承之，左手捺脚，耸上至下，直脚三遍；右手捺脚，亦尔。

前后捩足三遍。

左捩足，右捩足，各三遍。

前后却掂足三遍。

直脚三遍。

扭胜三遍。

内外振脚三遍。

若有脚患冷者，打热便休。

扭胜以意多少，顿脚三遍。

却直脚[4]三遍。

虎据，左右扭肩三遍。

推天托地，左右三遍。

左右排山，负山拔木[5]，各三遍。

舒手直前顿，伸手三遍。

舒两手两膝，亦各三遍。

舒脚直反顿，伸手三遍。

掂内脊、外脊各三遍。（《备急千金要方·卷二十七养性》）

【注释】

[1] 托：宋古本作"抱"。

[2] 左：此上宋古本有"挽肘"二字。

[3] 掘脊上下亦三遍：此句后底本小字注："掘，揩之也。"

[4] 脚：宋古本作"肚"。

[5] 拔木：宋古本作"推山"。

九、神仙起居法

【原文】 神仙起居法

行住坐卧处，手摩胁与肚；心腹通快时，两手肠[1]下踞[2]；踞之彻膀腰，背拳摩肾部；才觉力倦来，即使家人助；行之不厌频，昼夜无穷数；岁久积功成，渐入神仙路。（《神仙起居法》）

【注释】

[1] 肠：一作"腹"。《增演易筋洗髓内功图说》误作"复"。

[2] 踞（jù）：倚靠，凭依。

【按语】 《神仙起居法》今存杨凝式 76 岁（948 年）所书草书手卷。诗后题云："乾祐元年冬残腊暮，华阳焦上人尊师处传，杨凝式。"又附宋米友仁跋云："右杨凝式书神仙起居法八行，臣米友仁鉴定真迹跋。"

"神仙起居法"还被收入了《全唐诗补编》。见于明刻本朱存理辑《铁网珊瑚·书品·卷一》《全唐诗补编·全唐诗续拾·卷四十二·五代下》。

【原文】 导引法：主消食，暖元气，去壅滞方。

行住坐卧处，手磨胁与肚；胸膈通快时，两手脐下锯[1]；锯之膀胱通，背拳摩肾部；胸膈壅滞消，两腮红色聚；才觉力稍倦，却使家人助；行之但须频，昼夜无拘数；岁久积功成，渐入神仙路。（宋·张锐《鸡峰普济方·卷第二·脚气》）

【注释】

［1］锯：擦法的往返运动，其动作如锯木状。本文动态的"锯"较上文静态的"踞"其义为胜。

【注释】这是"神仙起居法"的另外一个版本，增加了功效主治的描述。

十、磨镜闪电法

【原文】闭口盘坐，痛擦左右掌，俟其热，分摩二目。摩之热，稍息。自其大眦入力拭向其小眦，其数一九。用力于目中一开一阖，以作闪电，其数一九。其名曰"磨镜闪电"。此法能上烧二目，除阴风，止宿泪，抽肝之冷毒下注于水脏。其热如火，神关调合，胎元[1]温暖，三尸[2]败坏，九窍流利，散六腑之积浊，发丹田之烈焰，去漏精，止湿囊。行之九年，金精石髓，对境无刚阳之动矣。（《道枢·卷十五·圣胎篇》）

【注释】

［1］胎元：道教指人的元气。

［2］三尸：道教称在人体内作祟的神有三，叫"三尸"。

【按语】本文对摩目作用机理的阐释，完全是道家的观点。

十一、怡养按摩法

【原文】高子[1]曰：恬养一日之法：鸡鸣后醒睡，即以两手呵气一二口，以出夜间积毒。合掌承之，搓热，擦摩两鼻旁，及拂熨两目五七遍。更将两耳揉、捏、扯、拽，卷向前后五七遍。以两手抱脑后，用中、食二指弹击脑后，各二十四。左右耸身舒臂，作开弓势，递互五七遍后，以两股伸缩五七遍。叩齿，漱津满口，作三咽。少息。（《遵生八笺·起居安乐笺下·晨昏怡养条》）

【注释】

［1］高子：高濂，作者本人。

十二、修昆仑法

【原文】发欲多梳，齿欲多叩，津欲常咽，气欲常清，脚欲强行，手欲在面，耳欲常按，眼欲数摩。所谓"子欲不死修昆仑[1]"之法也。（《四气摄生图·起居法》）

【注释】

［1］修昆仑：主要是自我按摩头面五官，以开窍养脑。《云笈七签》卷十二引《太上黄庭外景经》有"子欲不死修昆仑"句。昆仑，道家指头脑。

【按语】《四气摄生图》，不著撰人。一卷。出明代《正统道藏》洞神部灵图类。

十三、十二段动功

【原文】

一、叩齿：齿为筋骨之余，常宜叩击，使筋骨活动，心神清爽。每次叩击三十六数。

二、咽津：将舌舐上腭，久则津生满口，便当咽之，咽下咽然有声。使灌溉五脏，降火甚捷。咽数以多为妙。

三、浴面：将两手自相摩热，覆面擦之，如浴面之状。则须发不白，即"升冠鬓不斑[1]"之法，颜如童矣。

四、鸣天鼓：将两手掌掩两耳窍，先以第二指压中指弹脑后骨上，左右各二十四次。去头脑疾。

五、运膏肓：此穴在背上第四椎下脊两旁各三寸，药力所不到。将两肩扭转二七次。治一身诸疾。

六、托天：以两手握拳，以鼻收气运至泥丸[2]，即向天托起，随放左右膝上。每行三次。去胸腹中邪气。

七、左右开弓：此法要闭气。将左手伸直，右手作攀弓状，以两目看右手，左右各三次。泻三焦火，可以去臂腋风邪积气。

八、摩丹田：法将左手托肾囊，右手摩丹田三十六次。然后左手转换如前法。暖肾补精。

九、擦内肾穴：此法要闭气。将两手挫热，向背后擦肾堂，及近脊命门穴。左右各三十六次。

十、擦涌泉穴：法用左手把住左脚，以右手擦左脚心。左右交换，各三十六次。

十一、摩夹脊穴：此穴在背脊之下，肛门之上，统会一身之气血，运之大有益，并可疗痔。

十二、洒腿：足不运则气血不和，行走不能爽快。须将左足立定，右足提起，共七次。左右交换如前。

上十二段，乃运导按摩之法，古圣相传，去病延年，明白显易，尽人可行。《庄子》曰："呼吸吐纳，熊经鸟伸，为寿而已矣。此导引之士，养形之人，彭祖寿考者之所好也。"由是传之至今。其法自修养家书，及医经所载，种数颇多，又节取要约切近[3]者十六则，合前十二段参之，各法大概备矣。（《寿世青编·卷上·十二段动功》）

【注释】

[1] 升冠鬓不斑：见明代流行的养生法"逍遥子导引诀"，原指一种存想上丹田为主的内功功法。《类修要诀》作"升观鬓不斑"。

[2] 泥丸：道家谓上丹田，在两眉间。《黄庭内景经·至道》："脑神精根字泥丸。"

[3] 要约切近：简要，约略；贴近，合适。

十四、《易筋经》揉法论

【原文】揉法

夫揉之为用，意在磨砺其筋骨也。磨砺者，即揉之谓也。其法有三段，每段百日。

一曰揉有节候。如春月起功，功行之时，恐有春寒，难以裸体，只可开襟。次行于二月中旬，取天道渐和，方能现身下功。渐暖乃为通便，任意可行也。

二曰揉有定式。人之一身，右气左血。凡揉之法，宜从身右推向左，是取推气入于血分，令其通融。又取胃居于右，揉令胃宽，能多纳气。又取揉者右掌有力，用而不劳。

三曰揉宜轻浅。凡揉之法，虽曰人功，宜法天义。天地生物，渐次不骤，气至自生，候至物成。揉若法之，但取推荡，徐徐来往，勿重勿深，久久自得，是为合式。设令太重，必伤皮肤，恐生瘢痏；深则伤于肌肉筋膜，恐生热肿，不可不慎。（《易筋经·上卷·揉法》）

【按语】此"揉法"实为自右向左的腹部推摩法，现代一般以右手掌顺时针轻摩其腹。揉法的操作宜轻浅，不可过重过深。

十五、延年祛病以按摩导引为先

【原文】外功有按摩导引之诀，所以行血气，利关节，辟邪外干[1]，使恶气不得入吾身中耳。语云：户枢不蠹，流水不腐。人之形体，亦犹是也。故延年却病，以按摩导引为先。（《寿世传真·修养宜行外功第一》）

【注释】

[1] 干：干犯。

【按语】自我按摩导引能"行气血，利关节，辟邪外干"。《素问·上古天真论》早已提出了"气脉常通"的长寿机理。徐文弼"延年祛病以按摩导引为先"的观点是有其理论根据的。

十六、按摩补五脏法

【原文】按摩补五脏法：热摩手心，熨两眼，每二七遍，使人自然无障翳，明目去风。频拭额上，谓之修天庭，连发际二七遍，面上自然光泽。又以中指于鼻梁两边揩二三十遍，令表里俱热，所谓灌溉中州，以润于肺。以手摩耳轮，不拘遍数，所谓修其城廓，以补肾气，以防聋聩，亦治不睡。按气血流通即是补，非必以参苓为补也。（《理瀹骈文》）

【按语】面部五官内应五脏，按摩五官，可促进相应的脏器气血流通，这是按摩可以补五脏的机理之一。

十七、《石室秘录》动治法

【原文】动治者，因其不动而故动之也。如双脚麻木，不能履地，两手不能执物者是也。法当用竹筒一大个，去其中间之节，以圆木一根穿入之，以圆木两头缚在桌脚下，病人脚心先踏竹筒而圆转之如踏车者，一日不计其数而踏之，然后以汤药与之……盖此等病，必湿气侵之，始成偏废，久则不仁之症成也，成则双足自然麻木。乘其尚有可动之机，因而活动之。从来足必动而治，血始活。因湿侵之，遂不能伸缩如意。所以

必使之动，而后可以药愈也。否则，徒饮前汤耳。(《石室秘录·卷四·动治法》)

【按语】此法即宋代之搓滚舒筋法。

十八、积聚

【原文】治积聚：一切痰饮瘀血积为积块痞气。静坐，闭息满腹，外摩积聚所在，徐徐放气[1]，久久自消。(《医学入门·卷首·保养》)

【注释】

[1] 放气：指呼气，相对闭气而言。

十九、头痛自我按摩疗法

【原文】凡头昏痛，当端坐，闭气咬牙，双手掩耳，击天鼓三通(每通十二)，叩齿三通(每通十二)。即行三通，次用两手双摩太阳七十度，每手摩昆仑一百二十度。如前再行三次，复叩齿而止(凡行此功，当于无风密室而行)。

凡混脑头风，背坐以双手抱两耳，指尖在脑后相接，闭气十二口，叩齿三通，拍顶九下。日行三、五次。(《动功按摩秘诀·头疼症》)

二十、血热眼昏自我按摩疗法

【原文】凡三焦血热眼昏，正坐，擦热手，摩脐轮[1]，后按摩两膝盖，待暖再摩脐轮，再按摩膝盖，俟气定再行。日行三、五次为度。

凡三焦热眼花虚弱，端坐，命童子摩涌泉、膝盖一千二百。自叩齿一通，略仰面轻呵九口。一日行三次，神效。(《动功按摩秘诀·眼目症》)

【注释】

[1] 脐轮：即脐环，在脐区可触及的结缔组织形成的一个硬环。

二十一、遗精泄泻自我按摩疗法

【原文】治遗精泄泻：以手兜托外肾，一手摩擦脐轮，左右轮换，久久擦之。不惟可以止精愈泻，且可以暖中寒、补下元、退虚潮。无是病者，每早临起亦可行之。更擦肾俞、胸前、胁下、中脘、涌泉。但有心窝忌擦。(《医学入门·卷首·保养》)

【按语】此法适用于肾元亏虚之遗精泄泻，湿热所致者不宜。

二十二、梦遗自我按摩疗法

【原文】凡夜梦遗精，侧坐，用双手扳两脚心。先搬左脚心，擦热，运气行功九口。次扳右，同前行之。久则元气自滋，归精不走。(《动功按摩秘诀·痨症》)

【按语】擦涌泉有滋阴降火、引火归元的作用，故可治阴虚火旺、相火妄动所致之梦遗。

二十三、耳聋耳鸣自我按摩疗法

【原文】凡耳窍或损，或塞，或震伤，以致耳聋或鸣不止者，即宜以手中指于耳窍中轻轻按捺，随捺随放，随放随捺，或轻轻摇动，以引其气。捺之数次，其气必至，气至则窍自通矣。凡值此者，若不速为引导，恐因而渐闭而竟至不开耳。（《景岳全书·卷二十七·杂证谟》）

第二节　保健按摩

一、按摩防病

【原文】小有不好，即按摩捺捺，令百节通利，泄其邪气。凡人无问有事无事，常须日别蹋脊背四肢一度；头项若令熟蹋，即风气时行不能著人[1]。此大要妙，不可具论。（《备急千金要方·卷二十七养性·居处法第三》）

【注释】

[1] 著人：《四库全书》本作"侵人"。

二、大度关法

【原文】凡人小有不快，即须按摩捺捺[1]，令百节通利，泄其邪气。凡人无问有事无事，须日要一度，令人自首至足，但系关节处，用手按捺，各数十次，谓之大度关。先百会穴，次头四周，次两眉外，次目眦，次鼻准，次两耳孔及耳后，皆按之；次风池，次项左右，皆揉之；次两肩甲，次臂骨缝，次肘骨缝，次腕，次手十指，皆捻之；次脊背，或按之，或捶震之；次腰及肾堂，皆搓之；次胸乳，次腹，皆揉之无数；次髀骨，捶之；次两膝，次小腿，次足踝，次十指，次足心，皆两手捻之。若常能行此，则风气时去，不住腠理，是谓泄气[1]。（《摄生要义·按摩篇》）

【注释】

[1] 捺捺：原作"按捺"，据《太清道林摄生论》和《备急千金要方》改。

[2] 泄气：明·蒋学成《尊生要旨·按摩篇》作"泄风"。

【按语】本文亦载于明·徐春甫《古今医统大全·卷之一百·摄生要义》，1557 年刊行。

三、家庭卫生按摩之效

【原文】有医疗按摩，有卫生按摩。医疗按摩施术繁赜[1]，主供医治疾患者。若目的仅在养生，方法简而易施，最适用于家庭者，是为卫生按摩，即斯编所讲述者是也。请专言卫生按摩之效以明逯译[2]之由焉。卫生按摩之效，果何在乎？曰主在家庭，几不可须臾离，且其用甚广，非可以一言尽也。

夫人之生也，或劳心，或劳力，食益固宏，然艰苦尤令人生畏也。不睹劳心过度之教员，之新闻记者，之官吏等，往往精神憔悴，恍忽[3]怫郁[4]，嗒焉而若丧[5]乎？又不睹劳力过度之工人，往往体力疲敝，蹒跚蹩躠[6]，气呻而思卧乎？不仅此也，其后且常有痰疾频侵之虞。呜呼！此时其人其家庭，宁复尚有乐趣可言乎？则人人皆畏劳而贪逸,势固然也。然使预施以按摩之术,旺其血液之循环,助食物之消化,促老废物之排泄,巩固新陈代谢之机能,不特可预防疾患之生,尤可享心身之愉快。今日之疲劳既立去,翌日服务之心,且由之益勇益坚。是则有益于其人与其家庭者,宁云浅鲜。此按摩功效著于家庭者一也。

由如纨绔子弟[7],与夫老而息肩[8]之高年,则安享余荫,不忧冻馁[9]。一则辛苦半生,幸成菟裘[10],皆可饱食无事,徜徉岁月。加以素昧运动之术,终日乐闲,势不至血行弛缓,淋巴流障害[11],筋肉萎缩,四肢百骸衰弱不止。其卒也百疾丛生,若痛风、肺痨诸疾,每有乘隙而入之虞,甚则因兹丧身矣。若预施按摩,健全其体魄,活泼其心身,必能防患于未然。此按摩功效著于家庭者二也。

若夫身婴羸疾者,病榻久栖,缠绵床褥,无俚至矣。病人即呻吟不宁,家人之忧愁可知。然其家苟有凤娴按摩术者,施病人以妙技,吾知病者必较易见痊,即不能骤愈,亦时觉适怀,俾家庭不至陷于皇骇无既[12]之域。此按摩功效著于家庭者三也。

至于幼稚之童,体质柔弱,其母倘相机行术,时加调护,必能助其发育之力。若小儿染疾,亦可以此术减之。此按摩功效著于家庭者四也。(《卫生按摩法·序》)

【注释】

[1] 繁赜(zé):复杂深奥。

[2] 迻译(yí yì):翻译。严复《译<天演论>自序》:"夏日如年,聊为迻译。"

[3] 恍忽:即恍惚。

[4] 怫郁:忧郁,心情不舒畅。汉·东方朔《七谏·沉江》:"心怫郁而内伤。"

[5] 嗒(tà)焉而若丧:怅然若失的样子。出《庄子·齐物论》:"南郭子綦隐机而坐,仰天而嘘,答焉似丧其耦。"苔,一本作嗒。清·陆长春《香饮楼宾谈·董少宰》:"嗒焉僵立如木偶。"

[6] 蹩躠(bié xiè):跛行貌。腿脚不灵便,走起路来摇摇摆摆。

[7] 纨绔(wán kù)子弟:指有钱有势人家成天吃喝玩乐、不务正业的子弟。纨绔,细绢裤。

[8] 息肩:让肩头得到休息。比喻卸除责任或免除劳役。

[9] 冻馁(něi):过分的寒冷与饥饿。

[10] 菟裘(tù qiú):地名。在今山东省泗水县。《左传·隐公十一年》:"羽父请杀桓公,以求大宰。公曰:'为其少故也,吾将授之矣。使营菟裘,吾将老焉。'"后因以称告老退隐的居处。宋·陆游《暮秋遣兴》诗:"买屋数间聊作戏,岂知真用作菟裘。"

[11] 障害:障碍,阻碍,妨碍。

[12] 皇骇无既:惊慌无穷。皇骇,惊慌,恐惧。皇,通"惶"。清·蒲松龄《聊斋志异·夏雪》:"丁亥年七月初六日,苏州大雪,百姓皇骇。"无既,无穷,不尽。清·恽敬《吴城万寿宫碑铭》:"张角、宋子贤、刘鸿儒妄作訞讹,毒流无既。"

【按语】本文论述了家庭卫生按摩之四大功效。民国时期所谓卫生按摩,现在称之为保健按摩。

四、《净发须知》按摩总诀

【原文】按摩总诀

仙师发大慈悲，传流按摩诸法，皆简阅易学，无论老少俱可行之。以一身而言，上自泥丸宫，下至涌泉穴，三百六十骨节，八万四千毫窍，及十二经十五络，并诸要穴，按法而行，则有病者得以痊瘳，无病者得以延年。其功浩大，难以尽述。

诀曰：须察天寒暑，当观人瘦肥；随机知变化，轻重贵调匀。

起手按摩背上要穴：

先分肩排脊，百劳、膏（肓）二穴，肺水二穴，脊背二穴，腰腧、肾腧、环跳、尾闾诸穴。揉按有数，顿挫有法；扳摇口授，转动心传；肾经轻运，环跳重按；温柔软款，须要气血流通、上下和睦为完。

首头目，次左手，三右手，四左足，五右足，六胸背，周而复始。

先左手做：

凤凰单展翅，运八卦、一窝（风），按上三关，下六腑，分阴阳，合二气，内劳宫，外劳宫，温柔软款；按曲池、尺泽、少海，兼摩按少商、鱼际并合谷，轻揉重捺按，前手推泰山，后手扯龙尾，点动肩井并肩髃，分筋和血，小秦王乱点兵，兔儿扒堂，鹞子翻身，乌龙点头，金丝缠腕。疏通六经气血、痰火积滞。

发汗须按二扇门，退热为凉，要下六腑，又指摩五经，节节都要遍，左三五摆，右三五摆，周而复始。

右手同上做。（后略）（《净发须知·下卷》）

【按语】这是一套比较特殊的保健按摩程序。部分操作法借用了小儿推拿的操作法名。

五、饭后摩腹

【原文】每食讫，以手摩面及腹，令津液通流。食毕当行步踌躇，计使中数里来，行毕使人以粉摩腹上数百遍，则食易消，大益人，令人能饮食，无百病，然后有所修为为快也。（《备急千金要方·卷二十七养性》）

六、擦足心、足三里、肾俞

【原文】多病善养者，每夜令仆擦足心至极热，甚有益。三里、肾俞皆不可缺。（《韩氏医通·卷上·同类勿药章第九》）

【按语】晚上临睡前按摩足心，有助于睡眠和病后调养。

七、按摩催眠

【原文】（梅女）曰："……妾少解按摩之术，愿尽技能，以侑[1]清梦。"封[2]从其请。女叠掌为之轻按，自顶及踵皆遍。手所经，骨若醉。既而握指细擂，如以团絮相触状，体畅舒不可言。擂至腰，口目皆慵[3]。至股，则沉沉睡去矣[4]。及醒，日已向午，

觉骨节轻和，殊于往日。(《聊斋志异·卷七·梅女》)

【注释】

[1] 侑（yòu）：辅助。

[2] 封：本文主要人物封云亭。

[3] 口目皆慵：何守奇注："慵，懒也，口目懒开也。"

[4] 睡去矣：《聊斋志异》三会本此后有冯镇峦评语："世之剃工颇善此技。"

【按语】 本文对按摩操作技法的记载和对保健按摩受术者的主观感受的描述非常生动。本文并不是真正的催眠疗法，而只是通过按摩放松而使人快速入睡。推拿医师如果掌握了相应技法，可用于治疗失眠病人。

思考题

1. 孙思邈在《千金翼方》中提到的调身养性方法有哪些？

2. 《引书》中记载的"木鞠按摩导引法"适用于什么病证？

3. 《神仙起居法》的作者是谁？

4. 明代《摄生要义》中记载有一套全身保健按摩法，名为什么？

第九章　医案医话 ▷▷▷

【导　学】

医案是中医诊治疾病的记录，又叫病案；其内容包括症状、辨证、立法、用药以及有关信息（如姓名、性别、年龄、职业等）。我国最早的医案见于《史记》中的淳于意"诊籍"。著名的医案著作有江瓘《名医类案》（1552 年）、魏之琇《续名医类案》（1770 年）、叶天士《临证指南医案》（1746 年）等。

医话是医家的随笔记录，没有一定的体裁，可以有笔记、短文、随笔等形式。其内容广泛，或阐发临证之经验，或介绍读书之心得，或记载个人之见闻，或转述师友之故事，或评论医家之利弊，或考证古籍之正误。民国《存存斋医话稿》何廉臣序云："唐·王勃撰《医话序》一卷，即医话之鼻祖也。宋·张杲著《医说》十卷，明·俞弁著《续医说》十卷，即医话之导师也。"著名的推拿医话有民国黄汉如的《黄氏医话》（1933 年）。

通过阅读推拿相关医案医话，有助于我们借鉴前人的治疗经验，理解推拿名医的诊疗思路，提高推拿临床水平，并能扩大视野，丰富知识。

第一节　推拿医案

一、淳于意寒水拊治菑川王头风

【原文】菑川王[1]病，召臣意[2]诊脉，曰："蹶上为重[3]，头痛身热，使人烦懑。"臣意即以寒水拊[4]其头，刺足阳明脉，左右各三所，病旋已。病得之沐发未干而卧[5]。诊如前，所以蹶，头热至肩。（《史记·扁鹊仓公列传》）

【注释】

[1] 菑（zī）川王：西汉封爵之一。汉文帝十六年（前 164 年），刘贤被封为菑川王。前 154 年，因参与七国之乱，兵败自杀。

[2] 意：淳于意（约前 205—?），西汉初齐临淄（今山东淄博东北）人，曾任齐太仓令，精医道，辨证审脉，治病多验。曾从公孙光学医，并从公乘阳庆学黄帝、扁鹊脉书。后因故获罪当刑，其女缇萦上书汉文帝，愿以身代，得免。

［3］蹶上为重：上部症状严重的"蹶"病。

［4］拊（fǔ）。抚摩。作为按摩手法的"拊"，最早出现在甲骨卜辞中。象形文字原为"付"，本义是用手在另一个人腹部或身上抚摩，后写作"拊"。《说文解字》云："拊，揗也。""揗，摩也。"《灵枢·经筋》治疗"卒口僻"（面瘫），有"为之三拊而已"的记载。

［5］病得之沐发未干而卧：此即《内经》之"首风"症。《素问·风论》云："新沐中风，则为首风。""首风之状，头面多汗，恶风，当先风前一日则病甚，头痛不可以出内，至其风日则病少愈。"

【按语】《史记·扁鹊仓公列传》记载了淳于意的 25 则医案，称为"诊籍"，是中国现存最早医案文献。本文即为"诊籍"之一，其中的治疗方法包括按摩与针刺。

二、武元照按摩治足疾

【原文】武真人，名元照。会稽萧山民女也……韩[1]自幼患足疾，每作至不得屈伸。照为按摩，觉腰间如火热，又摩其髀亦热，拂拂有气从足指中出。登时[2]履地，厥[3]疾遂瘳。（《夷坚志·丁志卷十四·武真人》）

【注释】

［1］韩：太尉韩子宸。

［2］登时：顿时，立刻。

［3］厥：其也。

【按语】这是一则足疾的康复推拿医案。事迹亦载元·赵道一《历世真仙体道通鉴后集·卷六》。

三、朱丹溪摩腰膏治疝痛

【原文】予尝治一人，病后饮水，患左丸[1]痛甚。灸大敦穴。适有摩腰膏，内用乌、附、丁香、麝香，将与摩其囊[2]上横骨端，火温帛覆之，痛即止。一宿，肿亦消。（《丹溪心法·卷四·疝痛七十四》）

【注释】

［1］丸：睾丸。

［2］囊：阴囊。

［3］横骨：耻骨上支。

四、万全指导家长掐合谷防惊痫

【原文】一儿四岁，病惊已绝。予用针刺其涌泉一穴而醒。自此惊已不发。予谓其父曰：此惊虽未发，未服豁痰之药，若不早治，恐发痫也。父母不信。未及半年，儿似痰迷，饮食便溺皆不知也，时复昏倒，果然成痫病。其父来诉曰：不信先生之言，诚有今日之病，愿乞医治，不敢望报。予乃问其子：尔病发时，能自知乎？子曰：欲昏则发。乃作钱氏安神丸加胆草服之。教其父曰：尔子病发时，急掐两手合谷穴。如此调

治，一月而安。(《幼科发挥·卷二·急惊风变证》)

【按语】推拿医生在手法治疗的同时，如果能够指导病人自我练功或自我推拿配合治疗，则有助于提高疗效或缩短疗程。本例医案是明代儿科大家万全指导患儿的家长，在小儿刚出现惊痫发作先兆时，即掐合谷穴以预防之，取得了满意的疗效。

五、杨继洲以指代针治腰痛

【原文】壬戌[1]岁，吏部[2]许敬庵公，寓[3]灵济宫，患腰痛之甚。同乡董龙山公推[4]予视之。诊其脉，尺部沉数有力。然男子尺脉固宜沉实，但带数有力，是湿热所致，有余之疾也。医作不足治之，则非矣。性畏针[5]，遂以手指[6]于肾俞穴行补泻之法，痛稍减，空心[7]再与除湿气之剂，一服而安。公曰：手法代针，已觉痛减，何乃再服渗利之药乎？予曰：针能劫病，公性畏针，故不得已而用手指之法，岂能驱除其病根，不过暂减其痛而已。若欲痊可[8]，须针肾俞穴。今既不针，是用渗利之剂也。岂不闻前贤云：腰乃肾之府，一身之大关节。脉沉数者，多是湿热壅滞，须宜渗利之，不可用补剂。今人不分虚实，一概误用，多致绵缠，痛疼不休(出《玉机[9]》中)。大抵喜补恶攻，人之恒情[10]也。邪湿去而新血生，此非攻中有补存焉者乎？(《针灸大成·卷九·医案》)

【注释】

[1] 壬戌：明嘉靖四十一年(1562)。

[2] 吏部：官署名。旧官制六部之一。主管全国官吏的任免、考核、升降和调动等事宜。主官为吏部尚书。

[3] 寓：寄居。

[4] 推：推荐，举荐。

[5] 畏针：畏惧针刺。

[6] 以手指：即以手指代针。

[7] 空心：空腹。

[8] 痊可：疾病痊愈。

[9] 《玉机》：即《玉机微义》，明·徐彦纯撰，刘宗厚续增，成书于1396年。

[10] 恒情：常情。

六、方印山揉胸治癫症

【原文】方印山治休宁泰塘一童子，十二岁，患癫症，口渴发热，不能睡，常赤身行走，命人重手拍击其两股，稍拍轻，则不快。时当六月，方至，先用白虎汤，不效。继用抱龙丸、至宝丹，亦不效。渴不止，乃用泉水调牛胆、天花粉，加蜜少许，调一大碗，作二次服之。使人以手揉其胸，自上而下，一时许(妙法)，乃安卧而愈。(《名医类案·卷八·颠狂心疾》)

七、张锡纯点天突治痰壅

【原文】一妇人，年二十许。数日之前，觉胸中不舒，一日忽然昏昏似睡，半日不醒。适愚自他处归，过其村。病家见愚喜甚，急求诊治。其脉沉迟，兼有闭塞之象。唇瞤动。凡唇动者，为有痰之征。脉象，当系寒痰壅滞上焦过甚。遂令人扶之坐，以大指点其天突穴，俾其喉痒作嗽。约点半点钟，咳嗽十余次，吐出凉痰一碗，始能言语。又用干姜六钱，煎汤饮下而愈。

岁在甲寅[1]，客居大名[2]之金滩镇。适有巡防兵，自南乐移戍[3]武邑，道出金滩。时当孟春，天寒，雨且雪，兵士衣装尽湿。一兵未至镇五里许，因冻甚，不能行步，其伙舁[4]之至镇。昏不知人，呼之不应，用火烘之，且置于温暖之处，经宿未醒。闻愚在镇，曾用点天突穴法，治愈一人，求为诊治。见其僵卧不动，呼吸全无。按其脉，仿佛若动。以手掩其口鼻，每至呼吸之顷，微觉有热，知犹可救。遂令人扶起俾[5]坐，治以点天突穴之法，兼捏其结喉。约两点钟，咳嗽二十余次，共吐凉痰碗半，始能呻吟。亦饮以干姜而愈。（《医学衷中参西录·医方·治痰饮方》）

【注释】

[1] 甲寅：1914 年。

[2] 大名：河北省大名县。清代曾为直隶省第一省会。

[3] 移戍（shù）：转移防守地。戍，军队防守。

[4] 舁（yú）：抬。

[5] 俾：使。

【按语】

（1）张锡纯：字寿甫，清末民国年间（1860—1933 年）河北盐山县人，祖籍山东诸城。中西医汇通学派的代表人物之一。1918 年在奉天（沈阳）任我国第一所中医医院——立达医院院长。1927 年在天津正式开业行医，诊所名"中西汇通医社"。1930 年在天津创办国医函授学校。代表作《医学衷中参西录》，共 7 期 30 卷，前三期初稿于1909 年完成，刊行于 1918 至 1934 年间。

（2）点天突穴法和捏结喉法，均为寒痰壅盛之效法。详见第二章第一节。

八、李孔曼先时按摩治腹痛

【原文】方礼孙病甚时，每日申初一刻腹必剧痛，可一小时许，且冷汗如雨，饵附桂多剂未瘳也。（李孔曼[1]）乃先时[2]按腹部一刻，虽及时犹痛，而较往日之时刻减五分之一，不复汗。明日又先时按之，亦及时痛而为时仅五分。按三四日痛止。礼孙又夜患腰痛，艰于转侧。孔曼又按腰部肾穴治乳核也。是夕，虽痛能转侧矣。凡三日，日一按，竟愈。（《大受堂札记·卷二》）

【注释】

[1] 李孔曼：清末医生。名渊硕。广东顺德人。儒而兼医。初宗张仲景，继祖吴鞠通，尤精按摩外科诸证。

[2] 先时：先于腹痛发作之前。

【按语】本例腹痛，每天发作有时。医生采用先时按摩的方法治疗，体现了《内经》顺时而治的思想。

九、唐系祥小儿推拿法治老妇咳嗽

【原文】一妇人七十岁。患燥火咳嗽，头面背皆汗。乍寒乍热，口渴气喘，皮肤干、面赤、大便闭，涕唾黏。他医用补药以治，至于不醒人事，发大烧冷[1]。予用分阴阳，运八卦，清五经，重用捞明月，清天河，退六腑，推二十次，诸病尽除，精神复元无恙矣。（《推拿卫生正宗·第八册效案》）

【注释】

［1］发大烧冷：发高烧。

【按语】《推拿卫生正宗》记载了大量运用小儿推拿操作法治疗成人病证的医案，值得研究。

十、赵熙指针治牙痛

【原文】尝针一牙痛症，审系阳明火盛，拟针颊车。因令病者侧卧床上，先施指针法，用两大指头，切病者两颊车穴，向上推掐。初切推时，病者则言麻闷减痛，推到十余数，病者又言牙不痛而耳前觉痛，推到六七十数，病者又言耳前痛减，且觉一股痛气，似由两耳上外出，牙间毫无所苦，是未针而病已退矣。指针之功效孰大焉。（《针灸传真·卷之一·指针》）

【按语】本文作者赵熙（1877—1938年），字缉庵，自号遁仙，山西代县人。为民国山西针灸按摩大家。1919年参加山西中医改进研究会。著有《针灸真传》（1923年出版）。未出版的著作有《针灸要诀》《按摩十法》《针灸经穴图表》《针灸验案》等。

十一、赵熙按摩治小腿跌伤

【原文】三女师工友王四，因夜间行路，跌伤右小腿，不红不肿，惟觉侧面骨节疼痛，数日不已。亲到余室诊治。余审其患处，是在绝骨上数寸，知伤足少阳经之骨。因令其端坐床边，将两条垂下，余即以两手右手握定其大趾小趾，一上一下不住抖动。抖毕，又以两手握定足跟，一左一右不住扭转，又用两手并指，为行剁法[1]，由环跳渐渐剁至绝骨处而止。剁毕，又用广法[2]，以右手中指，摸泻[3]阳陵泉，并且敲打绝骨穴，及足上外踝等处，未一钟许，其痛立减。（《按摩十法》）

【注释】

［1］剁法：赵熙按摩十法之一。五指并拢，单掌或双手侧击，状如剁肉。"气滞宜多剁"。

［2］广法：赵熙按摩十法之一。其特点是"以二手兼行两手术"。"广者，运转经络之气，从此达彼，上下左右相应，以流通其气也。其法以医者一手心，在病穴上旋转推摩，运转其气。又以一手五指并定，在病人所广经络，照前敲打手法敲应。""气道不顺宜多广"。见本书第六章。

［3］摸泻：摸法中之泻法。摸法是按摩十法中的基本手法。"摸者，以手指扪索也。医者用两手中指，扪索病者之穴，在穴上一起一落，一松一紧，行捣臼生成数。"

摸法可用双指也可用单指。摸法之泻法，要"逆气经络气道而泻出之，亦六数一停也"。还需"轻按重起，即从营置气，提出卫分之意"。详见《按摩十法》。

【按语】本例医案，对治疗手法的具体操作有详细描述，这在其他推拿医案中并不多见。

十二、袁正伦按导治痛经

【原文】李君守中，津浦路局材料课课员也。其妇人于未婚时，误食冰瓜，每入月[1]，腹痛甚剧。十余年来，百病丛集。时予来京，参拜惠明法师。时李夫人经来十余日，淋漓不止，少腹胀痛，少食难眠。某医院针治二次，迄无效准。拟往沪割治[2]，又恐有性命之虞。夫妇固皆皈依法师者，遂问有无凶险。法师云，静修[3]（法名）按导[4]高明，能治妇人之疾。喜甚，急走请予。当夜出城，为之按导。一夜安眠。自次日起，腹痛一次，即下瘀一次，凡三日夜，下瘀约一面盆之多。长形、方形，如龟、如虾，沾满床褥，后下两块如墨，血即止矣。嗣后，每值入月，期前七日，便就按导，不过十旬之久，入月如例[5]，百病俱无。（《按导一得录·按导纪要》）

【注释】

[1] 入月：指女子月经来潮。南唐·张泌《妆楼记·红潮》："红潮，谓桃花癸水也，又名入月。"明·李时珍《本草纲目·人部·妇人月水》："女人入月，恶液腥秽，故君子远之。"

[2] 割治：用外科手术治疗。

[3] 静修：即作者袁正伦（1882—1949年），号静修居士，河北房县人，习儒，业医。1927年在上海法租界开业行医，与胞弟袁正道以"按导"术名扬沪滨。著有《按导一得录》。

[4] 按导：按摩和导引。袁氏兄弟将其按摩疗法称为按导。

[5] 如例：如常。

第二节　推拿医话

一、庞安常按摩引产

【原文】朱新仲，祖居桐城，时亲识间一妇人妊娠将产，七日而子不下。药饵符水，无所不用，待死而已。名医李几道，偶在朱公舍，朱邀视之。李曰："此百药无可施，惟有针法。然吾艺未至此，不敢措手也。"遂还。而几道之师庞安常[1]适过门，遂同谒朱。朱告之故，曰："其家不敢屈先生。然人命至重，能不惜一行救之否？"安常许诺，相与同往。才见孕者，即连呼曰："不死。"令家人以汤温其腰腹间，安常以手上下拊摩之。孕者觉肠胃微痛，呻吟间生一男子，母子皆无恙。其家惊喜拜谢，敬之如神，而不知其所以然。安常曰："儿已出胞，而一手误执母肠胃，不复能脱，故虽投药而无益。适吾隔腹扪儿手所在，针其虎口，儿既痛即缩手，所以遽生，无他术也。"令取儿视之，

右手虎口针痕存焉，其妙至此（新仲说）。（《夷坚志·甲志卷十·庞安常针》）

【注释】

[1] 庞安常：即庞安时（约1042—1099年），字安常，宋代名医。

【按语】这则故事在《夷坚志》《宋史》《齐东野语》《历代名医蒙求》《黄州府志》等书中均有记载。本例使难产妇得以顺利分娩的主要治法，是温熨腰腹和手法按摩。至于所云隔腹针儿虎口，当为过神其说。

二、自我搓滚舒筋治筋缩

【原文】道人詹志永，信州人。初应募为卒，隶镇江马军。二十二岁，因习骁骑坠马，右胫折为三，困顿且绝。军帅命舁[1]归营医救。凿出败骨数寸。半年稍愈，扶杖缓行，骨空处皆再生，独脚筋挛缩不能伸。既落军籍[2]，沦于乞丐。经三年，遇朱道人，亦旧在辕门。问曰："汝伤未复，初何不求医？"对曰："穷无一文，岂堪办此。"朱曰："正不费一文，但得大竹管长尺许，钻一窍，系以绳，挂于腰间。每坐则置地上，举足搓衮[3]之，勿计工程，久当有效。"詹用其说，两日便觉骨髓宽畅，试猛伸足，与常日差远。不两月，病筋悉舒，与未坠时等。予顷见丁子章以病足，故作转轴踏脚用之，其理正同。不若此为简便，无力者立可办也（《癸志》）。（《医说·卷七·搓衮舒筋》）

【注释】

[1] 舁（yú）：抬。

[2] 落军籍：从军籍中除去姓名。唐·薛用弱《集异记·僧僧》："司空薛公，因令军卒之战伤疮重者，许其落籍。"明·丘濬《大学衍义补·军伍之制》："军士落籍者众，皆聚山泽为盗。"

[3] 衮：通"滚"。

【按语】

(1) 从"转轴踏脚"到以竹管"搓滚舒筋"，运用推拿理论，构思巧妙，简单易行，康复疗效理想。

(2) 自我搓滚舒筋法的最早记载见《五十二病方》，是一种将"筒"放在脚底搓滚以帮助恢复下肢残疾的康复训练："令斩足者清明东乡（向）以筒趏之二七。"斩足，中国古代一种酷刑，指砍去受罚者左脚、右脚或双脚，又称刖刑。意为：让受残足之刑而残疾的人清晨朝东坐，将竹筒放在地上用脚来回搓滚14下。此为宋代以后"搓滚舒筋法"的雏形。

(3)《医说》，宋·张杲著，成书于1189年。

(4) 本例又记载于宋·朱佑《类编朱氏集验医方》卷十三，后世的《东医宝鉴》《世医得效方》《普济方》《石室秘录》等医籍均曾转载。

三、哮喘按肺俞必酸疼

【原文】凡有喘与哮者，为按肺俞，无不酸疼。皆为缪刺肺俞，令灸而愈。亦有只缪刺不灸而愈，此病有浅深也。舍弟登山，为雨所搏。一夕，气闷几不救，见昆季[1]必泣，有欲别之意。予疑其心悲，为刺百会不效。按其肺俞，云其疼如锥刺之即愈。因此与人治哮喘，只缪[2]肺俞，不缪他穴。惟按肺俞不疼酸者，然后点其他穴云。（《针灸资生经·第四·喘》）

【注释】

［1］昆季：兄弟。长为昆，幼为季。

［2］缪：此指针刺。

【按语】王执中的《针灸资生经》非常重视针灸前的手法定穴。定穴不是仅仅按照纵横坐标定位，而必须用手指探穴，按之酸疼者才算找到了治疗点。如按之没有酸疼等敏感反应，针灸必无效，应该选用他穴。

四、张子和针刺按摩治痃气

【原文】王亭村一童子，入门，状如鞠恭[1]而行。戴人[2]曰：痃气也。令解衣，揣之二道如臂[3]。其家求疗于戴人。先刺其左，如刺重纸[4]，剥然有声[5]而断。令按摩之，立软。其右亦然。观者咸嗟异之。或问，曰："石关穴[6]"也。（《儒门事亲·卷八·内积形》）

【注释】

［1］鞠恭：指曲体弯腰貌。

［2］戴人：张从正（1156—1228年），字子和，号戴人。金元四大家之一，为"攻下派"代表。著有《儒门事亲》。

［3］揣之二道如臂：触摸腹部，左右有两条像手臂那样粗的条索状物。如位于体表，可能是腹直肌痉挛，如位于深部，则是病在左右腰大肌。

［4］重（chóng）纸：多层纸。

［5］剥然有声：若穿透变性增厚的筋膜时，往往可听见"剥"的一声。

［6］石关穴：足少阴肾经腧穴。在上腹部，当脐上3寸，前正中线旁开0.5寸。

【按语】本例患者躬身而行不能直立，张从正针刺按摩石关而愈。如果推拿放松腹直肌治疗无效，可推拿腹部深处的腰大肌，但更安全的是按揉弹拨髂腰肌的股骨小转子附着部。如弯腰完全不能直立且疼痛剧烈者，还应考虑腰椎后关节滑膜嵌顿的可能，此时应立即用坐位腰部拔伸法治疗。本例医话后被收入《续名医类案·卷十·痿》。

五、药汤浴摩愈腹胀

【原文】成化丁酉年[1]七月间，钦天监张台官景芳领朝命，往陕西秦邸，与平王治葬[2]。张至半途，偶获腹胀之证，医莫能疗，寓居卧龙寺，待尽而已。抵夜，见庞眉一叟忽过访，自云能治此疾。张延诊，视两手脉，即口授一方："以杏仁、陈皮、海螵蛸等分，为细末，佐以谷树叶、槐树叶、桃树枝各七件。翌日正午时，汲水五桶，煎三四沸，至星上时，再煎一沸，患者就浴。令壮人以手汤中按摩脐之上下百数，少时转矢气，病即退矣。"张领教，一如其法。黎明，此老复至，病去十之七八矣。酬以礼物，纤毫不受。是夕肿胀平复，此老更不复见矣。或谓张景芳遇仙云（客座新闻）。（《续医

说·卷第七·张景芳遇仙》)

【注释】

[1] 成化丁酉年：明宪宗成化十三年，即 1477 年。

[2] 治葬：办葬礼。

【按语】

作者俞弁，明代医家。字子容，号守约居士。履贯未详。尝谓：不明医术者，不得称为孝子，事亲者不可不知医。故癖于论医，闻师友讲谈，或披阅诸史百家之文，辄手抄以备忘，积久成《续医说》十卷，1522 年刊行。

浴桶药汤泡浴，结合按摩脐腹，即刻上下通气，当天腹胀平复。如此神仙技法，居然出自民间。此案亦记载于同时期的《名医类案·卷四·肿胀》。

六、摩脊法治小儿惊风

【原文】一小儿惊风发搐，两眼反视，药至口即吐出。余遂用竹茹、灯心锉碎，磨成粗末，入生姜自然汁少许，和以芝麻油调匀，按摩小儿，自额上起直至背心、两手足心数十遍，仍以薄荷煎汤，渐渐与之饮。逾时，惊搐遂平，热退而愈。（明·俞弁《续医说·卷九·摩脊法》）

七、八岁以下小儿宜按摩

【原文】八岁以下小儿，予戒投药。有疾，但以所宜药为细末，调香油，令人热蘸，按摩患处；或水调成膏贴之，或煎汤，用绢帛染拭，任意活法，但使药气由毛孔穴络熏蒸透达。如不能检方用药，以油润手按摩牵引，手舞足蹈，未尝不愈其疾也。（《韩氏医通·卷下·悬壶医案章第六》）

八、推拿何须用蛮力

【原文】某年春，前浙江交涉使王省三君之夫人，患肝气症，来就诊。当由汉芸[1]为之推治。方切脉，王夫人见推拿亦须诊脉，深以为奇。汉芸告以一指禅治病，其望闻问切之功，实较任何医学更为周密，宁有辨症之时而不诊脉者？夫人闻言，为之动容。推治多日，病良已。方王夫人受术时，一日，述其往事曰：余前深信推拿之功用，抱病之始，曾登报征求推拿女医生。一日，果有一女医生来，谈数语，即举掌在余头部及全身各部分，一味揉擦。余讶其不似推拿治病，故婉辞之。后虽有应征者，亦无大效。自来此推拿后，始知一指禅之可贵也。

前杭关监督袁思永君之太夫人，手臂酸痛，曾延一女医生推拿。讵[2]知此女医生于推拿一道，初[3]无研究。袁太夫人觉其施手术时，不知癥结所在，任意用力推按，较不推时更觉痛楚。后闻人盛称汉芸，乃延之推治。第一语即以推拿是否痛楚为问。对曰：推拿止痛则有之，万无再增痛楚之理。其有病已深，筋络麻木，推治多次后，气血方始活动，此时转觉难受者，斯则由麻木而得知觉，系病有转机之象，殊不足虑，但亦不可用蛮力推之使痛也。且感受风寒者，拿筋时或感酸痛，一住手非惟不酸痛，且觉舒畅。

今太夫人之病，实系风湿，施术时绝无痛楚也。太夫人始坦然。推治后，臂部之酸痛悉除，无伸缩不便之苦矣。吾人每谓精微玄妙之推拿学术，反不为世所重，相与扼腕太息。今观于以上二事，则一般人对推拿无正确认识，果谁之过欤？（《黄氏医话·推拿奈何用蛮力》）

【注释】

［1］汉芸：本文作者黄汉如妻黄汉芸，协助黄汉如推拿行医。

［2］讵（jù）：岂，怎。

［3］初：一点也不，表示程度少。

九、黄汉如治疗五更泄泻、心脏病

【原文】 某年，有汤杨锡綵女士之幼女，因风寒痰滞之症，在某医院住疗。院医谓其病入膏肓，拒绝疗治，乃延余推治。余以前在杭时，每值主日，汤夫人与汉芸同在湖山堂听道，深敬其为人，同属基督信徒，不容不排万难以挽救之，遂慨然往。见女病势果沉重，乃谓汤夫人曰：夫人对令嫒之生死，作何观念？曰：余确知小女无生望，但尚冀其或有万一之转机也。余曰：彼医院中人既已拒绝，是对于令嫒无办法矣。今欲余为令嫒疗治，非从余之办法不可。请先将所戴之冰帽除去，并勿进任何食物，汤夫人唯唯。于是为之施术，当时并不觉有何效验。次晨，遣人持一书来，略为自昨日施手术[1]后，病势甚有起色，且已呱然而哭，不可谓非好气象也。余继续推治，未及十日而愈。

明年春，汤夫人之尊翁杨粹卿先生病肝气，经余推治一次后，即有效验。次日复来邀。及抵其家，则又婉辞焉。后知乃公子辈以西医断为心脏病，不能震动，故谢却推拿也。移时，汤夫人来致歉意，且曰：家严[2]所患究系何症？余曰：肝气上逆而已，若谓心脏病不宜推拿，此又臆断之辞。余生平推治心脏病而奏效者，亦指不胜屈，况尊翁之症，断不可目为心脏病耶。越一年，汤夫人忽腹部膨胀，每日黎明必泻，就汉芸诊治。告以此系脾土衰弱之故，即五更泄泻症也，宜培土以复元，月余而愈。当其来诊时，询其尊翁病状，曰：家君之病，因西医谓其不能震动，令终日偃卧，病象遂愈趋险恶，不幸已逝矣。言已不胜唏嘘。（《黄氏医话·五更泄泻》）

【注释】

［1］手术：即推拿手法。

［2］家严：对人称自己的父亲为家严。《易·家人》："家人有严君焉，父母之谓也。"

【按语】 医学界过去一直视心脏病为推拿的禁忌症。而黄汉如以一指禅推拿治疗过无数心脏病患者而有效。上海中医药大学附属岳阳医院的郑风胡教授自20世纪70年代三次参加赴西藏医疗队，用推拿治疗高原性心肌缺氧取得良好疗效后，进一步主持上海市卫生局课题和科委"七五"攻关项目，开展推拿治疗冠心病的临床和实验研究，取得了突破性成果，打破了推拿治疗心脏病的禁区。而民国时期的黄汉如则是有文献记载的推拿治疗心脏病的先驱者。

十、袁正道按导治癃闭

【原文】近代诗宗陈三立[1]老人，民十七[2]，患小便癃闭者已四载。神气弱损，憧憧不宁，后溲亦随溺黄水，久治不愈。赖西医用橡皮管通导以延年。继而感受失败，改用铜管尺余，拔出则黏血丝，苦极。由逊清遗老王雪澄、朱古微两翁，介绍余之按导术。断为病虽属肾，而其所蓄在于阳旺。根据《内经》冲脉与少阴之大络，起于肾下，出于气冲之生理，独从阳经导治之。一次溲通，下白粉。半月后，忽觉腹痛不能忍，解衣落结屎如鸽卵一枚于其楼板上，脚踏不破，坐马桶，连续解下二十余粒。逾数日，又解一次，旋随便溺倾出浑浊之质，或如麸皮者，历久始告净，病从此愈。蒙题赠谢联，有"活以元气操掌握[3]"之句，人谓得陈老之品题诚不易也。（《证道居士按导医效录》）

【注释】

[1] 陈三立：1859—1937年，字伯严，号散原，江西义宁（今修水县义宁镇）人。晚清维新派名臣、湖南巡抚陈宝箴之子，国学大师、历史学家陈寅恪之父。1886年进士，散馆编修、吏部主事。近代诗文名家，同光体赣派代表人物，被誉为中国最后一位传统诗人。与谭嗣同等并称"维新四公子"。1937年卢沟桥事变，绝食五日而死。曾为袁正道《证道居士按导医效录》题写书名。

[2] 民十七：民国十七年，即1928年。

[3] 活以元气操掌握：此为陈三立题写之上联，下联为"古有大侠同心传"。见《证道居士按导医效录》题词。

【按语】作者袁正道（1891—1981年），字达三，号静声，又号证道居士，湖北房县人。郧阳师范毕业后，曾参加武昌辛亥起义。随即攻读法律，并在湖北省公立法政专门学校任教。后赴河北师从安纯如学习按摩术三年。1927年在上海法租界以"按导"术开业行医。著有《证道居士按导医效录》。本文亦载1950年《上海名医志》。

十一、一指禅推拿浅说

【原文】自近世推拿名家不肆力[1]于医理、药理，不循一指禅正宗以为治法，而推拿之精蕴渐失。自村姬高悬推拿治病之帜，而推拿之效能益低；自外洋肤浅之按摩术盛行中土，而推拿之价值益落。世人不察，几谓推拿一道，上焉仅足为刀圭药饵辅佐品，其次则儿科治标之具耳，等而下之，不过图体肤之舒适而已，是不可以不辨。考推拿之学，肇自[2]岐伯，至达摩而大备。于按、摩、推、拿四法之外，复增搓、抄、滚、捻、缠、揉六法，名曰（一）指禅。岐伯之术，施术者无须习内外功，而达摩之一指禅，则须先练外功，使两臂及十指骨节能柔屈如棉，更练内功，调匀气息，贯全身之气力于一指之尖，使直达病源之所在。而辨症候，察体气，明虚实，则尤在肆力于医理、药理，方能由博返约，对症施术。综一指禅之功效，无论痼疾时邪，内外妇孺，各科疑难之症，凡刀圭药饵所不能奏效者，在一指禅推拿医生视之，皆不当束手无策。吾为此言，非故作夸大之论。揆[3]诸一指禅之真谛，证以自身之经验，推拿施术，确有此境，而世俗皆未之知，故不得不表而出之也。总之，治一指禅者之功，驾乎药物而上之。即如参茸之能培补，冬令之服膏滋，尽人知之，然一指禅推拿实足以代补品，功效较大而流弊可免，此则余三十年来屡试屡验者也。曩[4]在杭时，为康南海[5]治愈臂疾，南海尝谓余曰："凡从事推拿者，苟真能窥达摩一指禅之堂奥[6]，则万病可治，超乎一切医家之上"，可谓知言矣。（民国·黄汉如《一指禅推拿浅说》）

【注释】

[1] 肆力：使出全部的力量。《三国志·魏志·徐珂钟毓传》："宜复关内开荒地，使民肆力于农。"

[2] 肇自：始于。汉·班固《西都赋》："肇自高而终平，世增饰以崇丽，历十二之延祚，故穷泰而极侈。"

[3] 揆（kuí）：度（duó），揣测。

[4] 曩（nǎng）：以前，过去。

[5] 康南海：康有为（1858—1927年），广东南海人，人称"康南海"。清光绪年间进士，官授工部主事。近代著名政治家、思想家、社会改革家、书法家和学者，戊戌变法的推动者。著有《康子篇》《新学伪经考》等。

[6] 堂奥：厅堂和内室。喻含义深奥的意境或事理。

十二、卢觉非按脊疗胃痛

【原文】本年一月四日晚饭后，内子[1]林氏，方与群儿嬉戏于厅事中，忽言胃部剧痛，牵制两胁，不能屈伸，频频便溲，心中温温欲吐，仰则颈项强痛，而右颞部更甚，畏光流泪，为时不及炊许，已肢厥汗出。诊之，脉息无变化，惟稍细软耳，不能遽断何症。拟予针灸，而病人怯于灼肤刺肉之苦，不允接受。踌躇间，林曰："去年头痛，按脊而止，今何不为我按脊而愈之耶？"余始忆及按脊疗学[2]。盖余涉猎斯道，以忙于痔科，未常用也。当即检查其脊椎，至胸第七、八节右旁，林呼触处隐痛。噫！病原在是矣。依法调正之，其痛如失，诸证悉已。盖此症第七椎骨稍微离开本节，倾向左侧，为副脱臼[3]病，遂使椎间孔形成左开右合之状，因此，压迫胸第七对神经右侧之后根（知觉神经）而作剧痛也。查胸部第五、六、七、八对神经，其左侧各支俱蔓延入胃。右侧各支蜿蜒入于肝脏，而第七支则为入肝诸支中感应最强者。今第七椎脱臼，此支适当其冲，故反射强而痛苦甚也。又颈椎中部第三、四、五对神经，构成膈神经降入胸腔，络心丛，旁联肺上部及胸膜，又贯膈膜而下腹腔，系腰韧带，而终于两肾之肾上腺。又藉白交通支与灰交通支，通过交感神经节，而连络交感及中枢，今第七支因被压而起之刺激，或亦以此交通关系，波及膈神经，并起反射，以致上则影响颈神经，而致颈项强痛，中部扰及心丛，影响胃部神经，闷乱作吐，下则刺激排泄机能，而致便溲。今仅依法正其椎骨，解放被压之神经，则与有连带关系并起之症状，遂不药而自罢矣。溯其起因，必于嬉戏时，闪挫胸背柱骨所致。按针灸学七椎下旁开寸半，适为膈俞穴，如用针术，刺激脊旁肌肉，藉其收缩作用，牵引骨节，恢复原位，庸[4]有可能。若凭药治，当遵跌打伤科，正骨敷药，虽效，亦不若按脊法之简易矣。（民国·卢觉非《中国针灸科学论·按脊疗痛》）

【注释】

［1］内子：妻的通称。今专用以称己妻。

［2］按脊疗学：即西方按脊疗法。

［3］副脱臼：也称半脱位、亚脱位。

［4］庸：或许，大概。

【按语】

（1）作者卢觉非，约生于19世纪90年代，卒年不详，民国时期医家，广东东莞县人。行医于广东、香港、柬埔寨、越南等地。开业以痔科为主，针灸辅之，对西方按脊疗法亦有研究。主张中西医汇通。曾任广东国医分馆名誉董事、侨港国医联合会副主席。著有《国医救伤法》（1938年出版）、《中国针灸科学论》（1941年出版）等。

（2）民国时期西方按脊疗法已经引进中国。本节两则按脊医话，是研究民国时期我国按脊疗法的珍贵文献。

十三、卢觉非按脊治闪腰

【原文】民二十年，明星剧院司理郑君簉室[1]李氏，饭后突患腰痛，辗转甚苦。余在真腊[2]时，诊余并设大中华戏院，郑君为余经理，家人有病，笃信余医。及余返国，就任九龙大华戏院司理，朝夕过从如旧。故如夫人[3]病，即急以电话求助。余以其病起急骤，痛又甚剧，似非寻常风寒六淫之疾。细询病起前，饮食动作，郑君曰："饭后洗盅，入厨泼水，瞬即呼痛，腰若折焉。"余曰："得之矣。"检验脊骨，至胸第十二椎，果呈副脱臼状。盖泼水时用力倾盆，闪挫腰脊所致也。即令俯伏，依法正之，如夫人破涕为笑，立起端茶果款客。畅谈昔日槟风椰雨，若有回甘焉。（《中国针灸科学论·泼水折腰治验》）

【注释】

［1］簉（zào）室：旧时称妾。清·俞正燮《癸巳类稿·释小补楚语笄内则总角义》："小妻曰妾，曰嬬，曰姬，曰侧室，曰簉室。"

［2］真腊：中国古籍中用以称七至十七世纪的柬埔寨。元·周达观撰有《真腊风土记》。

［3］如夫人：妾的别称。

【按语】本例为急性腰扭伤的按脊疗法验案。

思考题

请通过学习历代推拿医案医话谈谈推拿临床的诊疗特点。

参 考 文 献

［1］上海中医学院附属推拿学校. 推拿学［M］. 北京：人民卫生出版社. 1960.

［2］丁季峰. 中国医学百科全书·推拿学［M］. 上海：上海科学技术出版社，1987.

［3］金义成，彭坚. 中国推拿［M］. 长沙：湖南科学技术出版社，1992.

［4］张镜人，施杞. 中医古籍选读［M］. 上海：上海科技教育出版社，1994年.

［5］严隽陶，赵毅. 现代中医药应用与研究大系·第十七卷·推拿［M］. 上海：上海中医药大学出版社，1998.

［6］夏治平. 中国推拿全书［M］. 上海：上海中医药大学出版社，2000.

［7］裘沛然. 中国医籍大词典［M］. 上海：上海科学技术出版社，2002.

［8］范炳华. 推拿学［M］. 北京：中国中医药出版社，2008.

［9］赵毅，季远. 推拿手法学［M］. 北京：中国中医药出版社，2016.

［10］赵毅. 按摩与导引名实考［J］. 按摩与导引，1998（1）：1 - 4.

［11］赵毅.《小儿按摩经》考略［J］. 上海中医药杂志. 2001（8）：43 - 44.

［12］赵毅.《引书》导引手法评述［J］. 按摩与导引，2002（3）：8 - 9.

［13］赵毅. 按摩科"隆庆之变"的历史教训及反思［J］. 上海中医药大学学报，2007，21（5）：26 - 28.